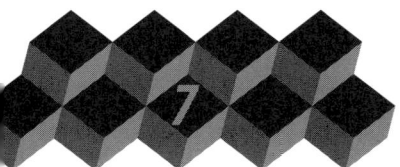

エビデンス・ベイスト
心理療法 シリーズ
Advances in Psychotherapy Evidence-Based Practice

貝谷久宣　久保木富房　丹野義彦 [監修]

# アルコール使用障害
## Alcohol Use Disorders

Stephen A. Maisto, Gerard J. Connors, Ronda L. Dearing

スティーヴン・A・メイスト，ジェラード・J・コナーズ，ロンダ・L・ディアリング [著]

福居顯二　土田英人 [監訳]

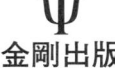
金剛出版

## Advances in Psychotherapy — Evidence-Based Practice

Danny Wedding: PhD, MPH, Prof., St. Louis, MO
(Series Editor)
Larry Beutler: PhD, Porf., Palo Alto, CA
Kenneth E. Freedland: PhD, Prof., St. Louis, MO
Linda C. Sobell: PhD, ABPP Prof., Ft. Lauderdale, FL
David A. Wolfe: PhD, Prof., Toronto
(Associate Editors)

　このシリーズの基本的な目的は，日常臨床でよくみられる疾患についての実践的でエビデンスに基づく治療の手引きを，「読みやすい」方法で治療者に提供することである。このシリーズの各巻は，日常臨床で専門家が使用できる特定の疾患についての簡潔な「ハウツー」本でもあるし，かつ学生や実践指向型の生涯教育のための理想的な教育資料でもある。
　このシリーズは各巻とも同じ構成となっており，日常臨床に関係するすべての側面について簡潔にわかりやすく案内している。表や，囲み記事の形にした「臨床のツボ」，傍注，欄外に記した要旨が理解に役立ち，チェックリストは日々の実践で使用できるツールを提供している。

Alcohol Use Disorders
Stephen A. Maisto, Gerard J. Connors, Ronda L. Dearing

Copyright©2006 by Hogrefe & Huber Publishers
Japanese translation rights arranged with Hogrefe & Huber Publishers
through Japan UNI Agency, Inc., Tokyo

## 監修者序文
### エビデンス・ベイスド心理療法シリーズ：刊行にあたって

　米国精神医学会の年次総会は精神科医や神経科学者をはじめ，心理士，作業療法士などのパラメディカルスタッフも含めて例年約1万人前後参加する大規模な催しである。私は1988年以来海外特別会員としてほぼ毎年この学会に参加している。それは，この学会は臨床家を育て鍛える種々な機会を与えてくれるからである。まさにアメリカのプラグマチズムを象徴するかのような学会である。精神医学のすべての分野をカバーする何百という数のミーティングや講義が行われる。そのほかに，広大な会場で薬と医療機器の会社をはじめ，精神医学分野の出版社はほとんど参加するイクスヒビションも大きな魅力である。例年私はこの展示場で新しい本を探しまわる。日本にまだ紹介されていない使えそうな情報を収集する。このようにして今までに数冊の本をNPO法人不安・抑うつ臨床研究会のメンバーが中心になって翻訳刊行した。このAdvances in Psychotherapy Evidence-Based Practicesシリーズは昨年のサン・フランシスコの年次総会で見出した。エビデンスのある心理療法，すなわち認知行動療法の本である。

　本年，厚生労働省はうつ病の認知行動療法を保険適応とした。この数年間マスコミやメンタルヘルス関係では向精神薬療法を悪者の如く扱い，認知行動療法が最上の治療のように取り上げる傾向がある。このような極端な風潮がユーザー側にひろく流布し，軽い気持で認知行動療法を希望して医療機関に数多くの患者が押しかけている。医療機関側も時流に乗り遅れてはならないとにわかに認知行動療法を導入する施設が増えてきた。即席認知行動療法家の誕生である。新しい治療法が始まる場合はこのような状況が生じることは多少とも止むを得ないことではある。願わくば，認知行動療法の専門家が増えて患者側の要求に十分に応えられる体制ができることである。この本のシリーズの監修者3名はその他の有志とともに2006年に東京認知行動療法アカデミーを結成した。年に4回この分野の第一級の講師にお願いしセミナーを開いている。受講生の数は現在までに延べ4,000人以上に達している。このシリーズはこのような精神医療の趨向にかなったものだと思念する。

　このシリーズの総編集はサンフランシスコのアライアント大学カリフォルニア心理学学校のD.ウェディング教授になる。現在までに23巻が刊行され，将来なお11巻が予定されている。このシリーズは米国心理学会の傘下にある米国臨床心理学会の支援のもとに編集発刊されている。各巻の著者は臨床経験豊かなその分野の第一人者である。このシリーズの編集方針は，まず何よりも実務にすぐ利用できる読みやすいコンパクトな本であることである。それ故に，豊富な図表，

臨床のツボ，症例スケッチ，患者教育資料がちりばめられている。そして記載された技法や理論の基礎となる文献が豊富に引用されている。このシリーズの本は，心理療法家の頂上に立つ指導者から裾野で訓練を受けている学生まですべての人の診察室やカウンセリングルームに置かれる価値があると思う。

　このシリーズの翻訳は，3人の監修者で熟慮相談し，各分野の第一人者にお願いした。このシリーズが日本の心理療法家とりわけ認知行動療法家に広く愛読され，多くの患者から苦を取り去り，楽を与え，充実した人生が送られるよう援助していただければ監修者の望外の喜びである。

平成22年庚寅　師走
貝谷久宣
久保木富房
丹野義彦

# 序　文

　アルコール乱用とアルコール依存は，数百年来にわたって，臨床家，研究者，そして為政者を悩ませてきた問題である。アルコール使用障害（AUD）が個々人およびその人が生活する社会に及ぼす影響が大きいことから，AUDに対する知識や改善方法の進展が研究の優先課題であった。この数十年の間に国際的な研究活動が行われ，効果的で臨床上有用なAUDへの種々の介入方法の開発に寄与してきた。

　この本の目的は，日々患者の治療に追われているために，発展を続ける臨床研究や実践の最新情報を取り入れることができない臨床家たちに，実証研究により支持されたAUDへの介入方法をもっと容易に入手できるようにすることである。この本の中で述べられているアセスメントと介入の手法すべてに，形式的な研究による見解と実際の臨床実践の両方において綿密な吟味と評価が行われている。それらは，飲酒を減らすもしくは止めるために救いを求めてやってくる人々の生活を改善しようとする臨床家に提供できる最善の方法であると判断されたものである。そして，この本によってこれらの方法が臨床実践のスタンダードになっていくことを願っている。

## 謝　辞

　本や論文雑誌の謝辞を書くことは難しいことである。というのもそれらは，患者や学生，教師や指導者たちから学んだことによって長年培われたわれわれの仕事における発展の成果であるからである。それらすべての人々に，ここでわれわれの果てることのない感謝の意を十分に表すべきであろう。この本を完成するにあたって手伝いや支援をしてくれた数人の名前を挙げることができる。この本が完成するまでわれわれの全ての疑問に答えてくれた，シリーズの編集者であるHogrefe & Huber 出版社の Danny Wedding 博士と Robert Dimbleby 氏に感謝する。さらに，シリーズの副編集者である Linda Sobell 博士（ABPP）の全ての指導に感謝する。また，われわれの原稿を書籍として人前に出せるものにしてくれた Julie Pawlik 女史，質問紙の項目を書くのを手伝ってくれた Mark Duerr 氏にも感謝を述べる。最後に，SAM が個人的な謝意を妻の Mary Jean に述べる。彼女は，机の上にある締め切りが迫る全ての企画について彼が話すのをいつも聞いてくれた。GJC は，妻の Lana Michael Connors と娘の Marissa たちの衰えることのない愛と支援と忍耐に対して個人的な謝意を述べる。RLD は GJC と SAM に対して，この企画に参加できたことと集められたすばらしい知識を分け与えてもらったことに感謝の意を述べる。

## 献　辞

Safi へ
SAM


Lana と Marissa へ
GJC


私の両親，Ron Dearing と Barbara Dearing
RID

# 目　次　　　　　　　　　　　　　アルコール使用障害

　　監修者序文 ········································································· 3
　　序　文 ················································································ 5
　　謝　辞 ················································································ 6
　　献　辞 ················································································ 6

## 1　アルコール使用障害に関する解説 ································ 11
　1.1　用　語 ········································································· 12
　1.2　定　義 ········································································· 12
　　　1.2.1　臨床の実践との関係 ············································· 13
　1.3　疫　学 ········································································· 15
　1.4　経過と予後 ··································································· 16
　1.5　鑑別診断 ······································································ 18
　1.6　合併症 ········································································· 18
　1.7　診断の手順と手引き ······················································ 18

## 2　アルコール使用障害の理論とモデル ································ 20
　2.1　AUD の従来の理論 ······················································· 20
　2.2　AUD の生物心理社会的モデル ······································· 21

## 3　診断と治療の指針 ······························································ 25
　3.1　はじめに ······································································ 25
　3.2　全般的ガイドラインと考察 ············································ 25
　3.3　飲酒歴 ········································································· 25
　　　3.3.1　アルコール消費量 ················································ 25
　　　3.3.2　アルコールに関連する影響 ··································· 27
　　　3.3.3　他に使用している薬物 ·········································· 28
　　　3.3.4　飲酒の是非 ·························································· 28
　　　3.3.5　変化のための動機づけの準備性 ····························· 30
　　　3.3.6　自己効力感 ·························································· 30
　　　3.3.7　コーピングスキル ················································ 32
　　　3.3.8　飲酒への高いリスク状況 ······································ 32
　　　3.3.9　霊性と宗教心 ······················································· 34
　　　3.3.10　以前の治療経験 ·················································· 34
　　　3.3.11　過去の自助グループへの参加 ······························ 35
　　　3.3.12　治療参加への妨げ ·············································· 35
　3.4　生活機能 ······································································ 35
　3.5　問題やニーズの優先順位づけ ········································· 36
　　　3.5.1　治療計画の開発 ··················································· 37
　　　3.5.2　治療適応 ····························································· 37
　3.6　患者の紹介について ······················································ 37

## 4 治療 ... 38
### 4.1 はじめに ... 38
#### 4.1.1 「実証研究により支持された（empirically supported）」の意味 ... 38
#### 4.1.2 自助／相互扶助グループ ... 39
### 4.2 行動学的・心理学的手法 ... 39
#### 4.2.1 ブリーフ・インターベンション ... 39
#### 4.2.2 動機づけ面接法／動機づけ強化法 ... 47
#### 4.2.3 認知行動的アプローチ ... 55
### 4.3 基本的な CBT の展開 ... 62
#### 4.3.1 カップル行動療法 ... 63
#### 4.3.2 契約型マネージメントとコミュニティ強化 ... 67
#### 4.3.3 再発防止 ... 71
### 4.4 精神薬理学的な方法 ... 76
### 4.5 相互（仲間同士の）自助グループ ... 77
### 4.6 効果と予後 ... 79
### 4.7 治療法の組み合わせ ... 80
### 4.8 治療における問題点 ... 80
### 4.9 さまざまな文化の検討 ... 81

## 5 参考図書 ... 83

## 6 文献 ... 86

## 7 付録：ツールと資料 ... 93
### 7.1 概観 ... 93
### 7.2 簡易版飲酒問題リスト（Short Inventory of Problems: SIP） ... 93
### 7.3 意志決定の天秤（decisional balance）――飲酒と断酒の是非 ... 93
### 7.4 変化のための準備性のもの差し ... 93
### 7.5 断酒の自己効力感尺度（AASE） ... 94
### 7.6 毎日の飲酒日記 ... 94
### 7.7 飲酒行動の機能分析のためのワークシート ... 94
### 7.8 アルコール使用障害質問票（Alcohol Use Disorders Identification Test: AUDIT） ... 94
### 7.9 過去1カ月間のアルコール使用 ... 95
### 7.10 飲酒のハイリスク状況の特定と対処法 ... 95
### 7.11 再発が起きたらどうするべきか ... 95

監訳者あとがき ... 107

エビデンス・ベイスト
心理療法 シリーズ
Advances in Psychotherapy　Evidence-Based Practice

## アルコール使用障害
Alcohol Use Disorders

# 1 アルコール使用障害に関する解説

　この本は，アルコール使用障害（DSM-IV-TR（Diagnostic and Statistical Manual of Mental Disorders, 精神障害の診断と統計の手引き第4版，米国精神医学会，2000）の用語ではアルコール乱用とアルコール依存）に対して，実証研究により支持された評価方法と心理療法に関して述べるものである。この章を進めていく前に，この本では触れないが，全体の内容に関係しているいくつかの話題を挙げておかねばならない。1つ目は，この本では，DSM-IV-TR の用語のなかの，アルコール使用障害（alcohol use disorders: AUD）に関する評価方法や治療法について明確に説明するものであって，アルコール離脱やアルコールが誘発する障害，アルコール急性中毒といった，検討すべき他のアルコール関連障害に関してはあまり説明しない。というのも，この本で記述している行動的・心理学的な評価法や治療的介入方法は，アルコール乱用とアルコール依存を念頭に置いているからであって，最新の DSM で定義されているアルコール関連障害ではないからである。

　2つ目は，この本では評価方法や治療法は成人を対象としていることである。それゆえ，思春期に関する情報は除外されている。それは，成人を対象サンプルとして得られた評価や治療は，思春期（一般に12歳から18歳）におしなべて適用することができないからである。さらに，誌面の制約もあって，AUDと診断される思春期患者に対する評価方法や心理療法についても十分に議論することができない。しかし，とりわけここ15年くらいの間に，そのトピックに関してたくさんの研究や臨床の報告がなされてきていることも事実である。

　3つ目は，この本が，主として行動的・心理学的な治療的介入方法を扱っているにもかかわらず，我々は AUD の薬物療法についても考察している。我々がAUDの薬物療法を含めたのは2つの理由がある。1つは，AUDに対する薬物療法の効果が，実証研究により支持されたものであること。もう1つは，薬物療法は，常に何らかの行動的あるいは心理学的な治療の介入や支援と組み合わせて用いられるなかでのみ評価されてきており，そうした介入や支援のうちのいくつかはこの本のなかでもその有効性が実証研究により支持された心理療法として記載されているからである。それゆえ，単独の治療として実証的根拠のある心理療法と組み合わせて薬物療法を行うことも，実証研究により支持されている。これに関連して，特定の条件のもとで，あるいはある患者群の結果に関しては，心理療法単独よりも薬物療法と心理療法の組み合わせの方がより良好な結果を示すこともある。

　以上の前置きを述べたところで，ここからは AUD の解説を進めることにしよう。

## 1.1 用　語

アルコール使用障害という用語はアルコールに関連する思わしくない影響を幅広く定義している

　アルコール使用障害（alcohol use disorders）は，アルコールに関連するおもわしくない影響や機能障害を表す，幅広く定義された総称である。過去2世紀以上にわたって，そうしたアルコールの乱用，とくに過剰飲酒を，どうにかして定義し，分類しようと試みられてきた。振戦せん妄や大量飲酒による精神障害，習慣性酩酊（inebriety），渇酒症（デプソマニア）あるいは酒類探索（drink seeking），1800年代半ばには，アルコール依存症（アルコール中毒：alcoholism）（Grant & Dawson, 1990）といった用語が登場した。

最も広く用いられている分類体系はDSMとICDである

　今日では，アルコールの乱用の分類は，AUDという用語の傘下に収められている。AUDに関して最も広く用いられている分類体系は，DSM-Ⅳ-TRとICD-10の2つである。双方ともAUDに対して全面的な評価アプローチをしており，また，双方ともにアルコール依存症候群の概念からは厳密に一線を画している（Edwards & Gross, 1976）。

## 1.2 定　義

アルコール使用障害には2つのカテゴリーがある。アルコール依存とアルコール乱用／有害使用である

　DSM，ICDの両方の分類体系のなかに，AUDの2つの幅広いカテゴリーが認められる。1つはアルコール依存（alcohol dependence）であり，もう1つはアルコール乱用（alcohol abuse, DSM）もしくはアルコールの有害な使用（harmful use, ICD）である。

　アルコール依存についてのDSMの診断基準を表1に示す。（これらは，物質使用障害のなかで提唱している診断基準に変更を加えて，アルコール使用とその影響に反映させている。）表1に明示されているように，アルコール依存は，特定の12カ月間にわたって，表示された障害のうち少なくとも3つが存在するときに診断がなされる。注目すべきは，耐性と離脱というアルコールの身体依存に密接に関わる2つの診断基準の両方，もしくはいずれか一方が，アルコール依存の診断をつけるにあたって必須ではないという点である。したがって，表1に記されたとおり，アルコール依存の診断をさらに，生理的な依存を伴うもの（すなわち耐性もしくは離脱の兆候があるもの）と伴わないもの（すなわち耐性もしくは離脱の兆候がないもの）というサブタイプに分けることができるだろう。

　ICDにおけるアルコール依存の診断基準は，表2に概要が述べてある。DSMと同様に，過去12カ月間において少なくとも3つの基準項目が同時に認められるとき，アルコール依存の診断がなされる。

　DSMとICDに登場する術語は，AUDを規定するにあたって，アルコール依存と結びつくような診断基準は用いていない。DSMでアルコール乱用（abuse），ICDで有害な使用と呼ばれる障害に対する診断基準は，表3と表4にそれぞれ示してある。見てわかるように，ICDの有害な使用のカテゴリーは，身体的・生理的な健康へのダメージに焦点を当てている。それに対して，DSMのアルコール乱用のカテゴリーは，社会的，法的，あるいは職業上に影響するとされる状況により重きを置いている。それでもやはり，それらの術語を評価や診断を行う際に

> **表1　DSM-IVにおけるアルコール依存の診断基準**
>
> 臨床的に見て，重大な障害や苦痛をひき起こすようなアルコールの不適応な使用パターンであり，特定の12カ月間のどこかで同時に生じる次の3つ（もしくはそれ以上）の項目によって示される
>
> 1. 次のいずれかで定義される耐性
>    （a）酩酊あるいは所期の効果を得るために，飲酒量をどんどん増やしていく必要がある
>    （b）同じ飲酒量を続けていくうちに効果がどんどん減弱していく
> 2. 次のいずれかで定義される離脱
>    （a）アルコールに特徴的な離脱症状
>    （b）離脱を和らげたり避けたりするために，アルコール（あるいは近縁の物質）を摂取する
> 3. アルコールをはじめの予定よりも，もっと大量に，もしくはもっと長期間にわたって，しばしば使用する
> 4. アルコール使用を中断したり制御したりしようと思い続ける，もしくは努力してもうまくいかない
> 5. アルコールを手に入れる，物質を使用する，もしくはその作用から回復するために要する行動に膨大な時間を費やす
> 6. アルコール使用のために，重要な社会的，あるいは職業上の，あるいは娯楽的な活動が放棄される，もしくは減少している
> 7. アルコールが原因，あるいは悪化因子となっているような身体的・心理的な問題が持続的，反復的にもたらされていると知りながらアルコール使用を続けてしまう（例えば，アルコール摂取により潰瘍が悪化したと分かっているにもかかわらず飲酒を続けるなど）
>
> 米国精神医学会（APA）（2000）より改変

用いることは大変価値がある。というのも，両者ともにアルコール依存の診断基準を満たすかどうかには全く関係なく，アルコールの危険度あるいはアルコールの有害使用を同定することができるためである。

## 1.2.1　臨床の実践との関係

アルコール乱用（DSM）と有害使用（ICD）の概念は，臨床の実践に大きな影響を持っている。これらの概念に包含されている意味は，アルコールの消費が，限られた消費からとても過剰な消費に至るまでの一連の連続体の上にあるということである。さらに，アルコールに関連した影響の多様性は，いかなるアルコールの消費レベルでも起こりうることである。これに関連して，アルコールの影響も，アルコールの消費と同様に，それらが身体的，社会的，家族的，法的，あるいは職業的なものであろうとなかろうと，まったく影響のないレベルから極めて深刻なレベルに至る連続体の上にある。一般的にみて，たくさん消費するほどより多くの悪影響につながるというふうに，アルコール消費と諸問題との間には直接的な相関関係がある一方で，アルコールが少量であるからといって些細な問題で済むとは限らないのである。たまに，しかも概して大した量を飲まない人が飲酒による深刻な悪影響を経験することは往々にして見られる。また，大酒飲みが

> 臨床の実践のためのアルコール乱用と有害使用の診断に包含されている意味

比較的些細な問題で済まされてしまうこともよくあることである。つまり，アルコールの消費とそれに関連する影響は，両方を評価する必要がある。

**表2　ICD-10におけるアルコール依存の診断基準**

アルコール依存の診断は通常，過去1年間のどこかで以下に挙げる項目のうち3つもしくはそれ以上が経験あるいは表出された場合にのみつけられるべきである

1. アルコールを摂取したいという強烈な欲求あるいは強迫感
2. アルコール摂取を開始することや中止すること，あるいは飲酒量のコントロールが困難である
3. アルコール使用を中止もしくは減量した場合にみられる生理学的な離脱状態。これは，アルコールに特徴的な離脱症候群や，離脱症状を減らすまたは避ける目的でアルコール（あるいは近縁の物質）を使用することで明らかとなる
4. はじめのうちはより少量で得られていたアルコールの効果を得るために，どんどん飲酒量が増えていってしまうという耐性の証拠
5. アルコール使用のために，それに代わる楽しみや興味を次第に無視するようになり，アルコールを手に入れたり飲んだり，あるいはその作用から回復するのに要する時間が増えていく
6. 例えば，過度の飲酒による肝障害，ある期間大量に飲酒したことによる抑うつ状態，アルコールに関連した認知機能の障害などの明らかに有害な結果がもたらされているにもかかわらず，依然としてアルコールの使用を続ける。使用者が，実際に，もしくは予測であったにしろ，その害の性質や存在に気づいているということを確定するよう努めるべきである

世界保健機構（WHO）(1992) より改変

**表3　DSM-Ⅳにおけるアルコール乱用の診断基準**

A. 臨床上重大な障害や苦痛をもたらしているアルコールの不適応的な使用パターンであり，以下に挙げる12カ月以内に起こった項目のうちの1つもしくはそれ以上によって示される
   1. アルコールの反復的な使用の結果，仕事，学校または家庭における重要な義務を果たせなくなる（例えば，アルコール使用に関連した欠勤や業務効率の低下，アルコールに関連して学校を欠席，停学，退学になる，育児や家事を放棄するなど）
   2. 身体的な危険のある状況でアルコールを反復使用する（例えば，自動車の運転や，アルコール使用によって支障を来す機械の操作など）
   3. 繰り返し引き起こされるアルコールに関連した法律上の問題（例えば，アルコール使用に関連した不法行為による逮捕など）
   4. 社会的あるいは対人関係上の問題がアルコールの影響によって，持続的・反復的に引き起こされたり悪化しているにもかかわらず，アルコール使用を継続する（例えば，酩酊して配偶者と口論になったり，暴力的な喧嘩をするなど）

B. この症状はアルコール依存の診断基準を満たさない

米国精神医学会（APA）(2000) より改変

#### 表4 ICD-10におけるアルコール有害使用の診断基準

ICDにおける有害使用の診断には，アルコールの使用パターンが健康を損ねる原因となっていることが重要である。診断には，使用者の精神的あるいは身体的な健康に実際に害が及んでいることが必須である。アルコール有害使用の診断は，アルコール依存が存在する場合には用いられるべきではない

世界保健機構（WHO）(1992) より改変

## 1.3 疫　学

　全世界でおよそ20億人がアルコール飲料を消費しており，そのうちの7,630万人（3.8％）がAUDと診断しうると見積もられている（WHO, 2004）。問題飲酒と関連した個人および社会的な経済コストは，病気と死亡の両方を含めて考えると，世界のほとんどすべての地域において相当な額にのぼる。世界保健機構（2004）によると，アルコール使用は毎年180万人の死亡者（全世界の死亡人口の3.2％）と関連しており，障害を調整した"生存年"では5,800万人（全体の4％）が失われているという。

　アルコールの消費とAUD，そしてアルコールによる悪影響は，すべての国に画一的にみられるものではない。例えば，1人当たりの消費量は，ヨーロッパで最も多く（純粋なアルコールとして年間10～11リットル），続いて南北アメリカが多い（6～7リットル）(WHO, 2004)。1人当たりの消費が最も少ないのは，東南アジアとイスラム教徒の人口密度が高い地域である。WHO（2004）の計算では，成人にみられるアルコール依存の有病率もまた，国によってさまざまである。アルコール依存が最も高率にみられる国はポーランド，ブラジル，ペルーであると推定される（成人の10～12％）。

　アルコール乱用とアルコール依存の有病率に関しては，米国で詳細な研究が行われている。2001～02年に集められた全国規模の調査では，アルコール乱用とアルコール依存の12カ月間の有病率は，それぞれ4.65％と3.81％であった（Grant et al., 2004）。Grantらによる補足的な解析結果では，罹病率に関しては，性別，人種，年齢によってそれぞれ異なる結果が示されている。アルコール乱用に関していうと，12カ月間の有病率は男性（6.93％）のほうが女性（2.55％）より高かった。ここで明らかになった性差に関しては，白人，黒人，ヒスパニックのいずれでも統計的な有意差がみられた。ネイティブアメリカンとアジア人でも同様の傾向がみられたが，統計的な有意差はなかった。白人，黒人，ヒスパニックでは，すべての年齢層において統計的に有意差がみられた（ただし，ヒスパニックの65歳以上だけは，傾向はあるものの統計的有意差はみられなかった）。人種に関しては，アルコール乱用は，黒人（3.29％），アジア人（2.13％），ヒスパニック（3.97％）に比較して，白人（5.10％）の有病率が高かった。さらに，ネイティブアメリカン（5.75％）とヒスパニック（3.97％）は，アジア人（2.13％）と比較したとき，有意に高いという結果であった。最後に，年齢に関しては，アルコール乱用の有病率は年齢が高くなるにつれて減少した。

　アルコール依存に関しては，12カ月間の有病率は全体的に男性（5.42％）のほうが女性（2.32％）より高かった。すべての人種において同様の傾向がみられたが，

*世界の人口の3.8％がアルコール使用障害を有している*

統計的に有意差を認めたのは，白人，黒人，ヒスパニックだけであった。さらに，白人（3.83%），ネイティブアメリカン（6.35%）およびヒスパニック（3.95%）は，アジア人（2.41%）と比較してアルコール依存が高率に認められた。最後に，年齢に関しては，アルコール依存の有病率は年齢が高くなるにつれて減少した。これはすべての集団でみられ，男女別々にみても同様の結果であった。

## 1.4　経過と予後

AUDの経過と予後は，個人個人で異なっており，治療を受けると受けないとでかなりの変化が生じる。以下に示すいくつかの研究は，これらの母集団それぞれの結果について洞察している。

*アルコール使用障害の経過と予後は人それぞれである*

全母集団を対象とした全国的な調査によると，アルコールの使用開始は14歳あたりで急に見られるようになる。アルコール乱用（misuse）の開始は，思春期から30代前半にかけて最も多く，総じて35歳までに飲酒による問題をあまり経験しなかった者はアルコール依存に発展しにくい（Grant, 1997）。男女ともに，アルコール依存の治療を受け始めるのは40代前半が最も多く，これはアルコールに関連した障害が何年も続いた後である（Schuckit et al., 1995; Schuckit et al., 1998）。

アルコール依存は，典型的には寛解と再燃によって特徴づけられるものであり，毎日飲み続けることではない。アルコール依存のかなりの割合の人たち——最小の見積もりで25%といわれる——は，とくに治療を要せずに，長期あるいは永続的に寛解するとされる（Dawson et al., 2005; Sobell, Cunningham & Sobell, 1996）。他は，専門家による治療を求めたり，自助グループに参加したりすることで40〜60%が長期にわたって寛解を維持できると見込まれている（American Psychiatric Association, 1994; Schuckit et al., 2001）。そして，相当な割合の人たちが，治療を受ける受けないにかかわらず，永続的に依存に苦しむのである。

*アルコール依存は，飲酒の持続ではなく，寛解と再燃によって特徴づけられる*

最近，AUDの臨床経過について考察した2つの研究報告がなされている。初めの報告は，Schuckitら（2001）が，1,346人の主に肉体労働従事者の男女を対象として調査を行い，さらに5年後に再調査を行ったというものである。初めの調査で298人がアルコール依存と診断され，5年後の追跡調査ではそのうちの36.9%が同じく依存と診断された（DSM-IVにおけるアルコール依存の7つの診断基準のうち，少なくとも3つが続けて当てはまっていたことに基づいている）。298人のおよそ3分の2が，5年以上経過した後も，DSM-IVの乱用もしくは依存の11個の診断基準のうちの少なくとも1つ以上に当てはまり続けていた。調査開始時にアルコール乱用と診断された288人のうち，36.1%が5年後にも基準を満たしており，乱用もしくは依存の11個の診断基準のうちの少なくとも1つ以上に当てはまり続けていたのは54.9%であったと報告されている。調査開始時にアルコール乱用と診断されたうちの3.5%だけが，5年後にアルコール依存の診断をされた。このことは，アルコール乱用者は，必ずしも乱用から依存に進行していくわけではないことを示唆している。最後に，調査開始時にアルコールに関しての診断を受けなかった人たち760人の追跡調査では，2.5%のみがアルコー

*アルコール乱用者は，必ずしも乱用から依存に進行するわけではない*

ル依存で，12.8％がアルコール乱用の診断基準に当てはまっていた。これらをあわせて考えると，アルコール依存の診断を受けた者は，長期にわたってアルコール関連の障害に悩まされることが示唆される。また，アルコール乱用の診断は，それよりは障害が軽度で長続きせず，アルコール依存に発展していくこともまれであると予測できる。

さらに最近の研究では，さらなる知見が付け加えられている。Dawsonら（2005）は，DSM-Ⅳで定義されたアルコール依存からの回復に焦点を当てて，大規模な疫学調査を行った。とくに彼らは，1年以上前にアルコール依存と診断された4,422人の，過去1年間の状態を調査した。1年以上前からアルコール依存に分類された人のうち，25％が過去1年間においても依存であり続け，27.3％が部分寛解，11.8％が無症状であるが再燃の危険性が伴うような危険飲酒者，17.7％が危険性の低い飲酒者，18.2％が断酒していた。

Dawsonら（2005）の研究によれば，1年以上前にアルコール依存と診断された人の4分の1が，一度は外来治療やアルコホーリクス・アノニマス（AA: Alcoholics Anonymous）などの助けを求めると報告されている。一度は治療を受けたことのある1,205人のうちの35.1％が，過去1年間に断酒していた。治療を受けていないグループでは断酒していたのは12.4％であった。もし，無症状だが危険飲酒者，危険性の低い飲酒者，そして過去1年間においては"完全寛解"の断酒者であったとしたら治療を受けた人（51.2％）は，受けなかった人（46.5％）よりも完全寛解する率が高くなる。これらの過去1年間の結果に対して治療が直接及ぼす効果については，確信を持って結論が導き出されるものではないが，アルコール依存からかなりの度合いで回復していることを示しているのは事実である。

AUDの治療予後は，短期間（12カ月）と長期間（10年以上）の両方に関して取り上げられてきた。短期間の方は，Miller, Walters, Bennettら（2001）が，7カ所の大きな施設で8,000人以上の患者にAUDの治療計画に参加してもらった結果を調査した。治療後1年間では，25％の患者が断酒を続け，10％の患者が問題のない適度な飲酒をしていた。つまり，3分の1がまったく良好といえる結果を示した。追跡期間の1年間に飲酒した患者（このなかには先に述べた問題のない適度な飲酒をしていた者も含まれる）でさえ，かなりの割合で改善していたことは注目に値する。これに関しては，追跡期間の1年間にずっと飲酒を続けていたにもかかわらず，平均して4日のうち3日は禁酒しており，治療前後では飲酒しない日が平均して128％増えていた。あるグループでは，アルコールの消費量が治療前後で87％低下した。そしてさらには，すべての患者のアルコールに関連した諸問題を調査したところ，60％にまで減少していた。以上のことから，これらのデータは，アルコールの諸問題に関する治療終了12カ月後の結果に関しては，希望的な予測が可能であるという根拠となりうるものである。

長期間の結果に関しては，Finney, Moos, Timkoら（1999）が総覧している。彼らは，1980年代と90年代に刊行された，寛解率を調べた12の研究の知見を総括している。寛解は，断酒，問題ない飲酒，あるいは"かなり改善した飲酒"と定義され，追跡期間は8年から20年に及んでいる。これらの研究を通じて，寛解率は21％から83％であった。しかし，この割合には注意を払う必要がある。というのも，報告されている長期間の寛解率が，治療と因果関係があると推定す

アルコール使用障害の治療終了12カ月後の結果は希望的な予測が可能であるという研究結果がある

るには無理があるからである。

## 1.5 鑑別診断

AUDと「正常」あるいは「病的でない」飲酒とを区別する

AUDは，例えば「機会飲酒」にみられるような「正常」あるいは「病的でない」飲酒と混乱されてしまうかもしれない。アルコールの病的でない使用は，アルコールに対する強い耐性やアルコール血中濃度の低下による離脱症候群，強迫的なアルコール使用，アルコール乱用やアルコール依存症を特徴づけるアルコール使用による繰り返す悪影響といった症状の特徴を持たない。DSM-IV-TRに示してあるように，頻回のアルコール中毒は，きまってアルコール乱用あるいはアルコール依存症の一部分であるが，中毒のみが見られたとしてもAUDの診断基準を満たすものではない。

しかしながら，飲む頻度はそれぞれであったとしても，ある一定の量を超えて飲酒する者は，（アルコールによる諸問題やAUDを招くという意味で）「危険性あり（at risk）」とされる。これらの者と「危険飲酒者（hazardous drinkers）」とされる者も，AUDの有病率よりもずっとその数が多いことに臨床医がはっきりと気づくようになった。さらには，後に我々がこの本のなかで示すように，ここ20年間における臨床研究および実践のある部分は，危険飲酒者を同定する方法や，飲酒のパターンを修正してアルコール乱用や依存症へと進展していくのを予防する介入方法のために費やされてきた。

## 1.6 合併症

AUDには，高率に合併する精神障害がいくつかある

慢性的で大量のアルコールの消費に関連する医学的な合併症の他に，次のような精神障害――気分障害や不安障害，統合失調症および反社会性人格障害など――が，AUDに非常に高率に併発する（APA, 2000）。

## 1.7 診断の手順と手引き

研究によって，実に多くのDSM（やICD）に基づくAUD（その他の物質使用や精神障害も）の診断をつけるために考案された心理測定方法が開発されてきた。同様にして，AUDの診断のもととなる診断基準を映し出すような評価尺度も開発されてきた。前述したように，DSMにおけるアルコール乱用とアルコール依存の診断基準の中身は，アルコール依存症候群の項目に大きく影響されており，そしてこれは，ここに記載した評価尺度の中身に関しても明らかである。

表5には，AUDの診断を決定するための心理測定方法を一覧表にした。これらは，アルコール乱用あるいは依存症の診断のもととなるいくつかの診断基準を反映している。また同時に，アルコールの消費量を測定する方法も記載した。これは患者の臨床経過をモニターするうえで重要であるが，DSMの診断基準に従

えば AUD の診断をつけるにあたっては直接意味を持たないとされる。表5にある情報は，Maisto ら（2003）と Sobell と Sobell（2003）による一章から改変したものであるが，それは，臨床医が患者のアルコール関連問題の重症度を体系化したり，その終生経過をモニターしたりする上で非常に重宝する。表5にある評価尺度に関する元文献と詳細な情報は，Maisto らと Sobell と Sobell の一章と，それらの章が発表されている著書（Allen & Wilson, 2003）に書かれている。表5に記載されている評価尺度は，ただ単にそこに示されているような変数を測定するためだけに利用できるというものではないことにも注意しておくべきである。優れた心理判定特性と利用できる分野の幅広さを持ったものが含まれている。

**表5　AUD と診断し，AUD の診断基準に反映する評価尺度**

| 評価尺度 | 目的 |
|---|---|
| DSM-Ⅳのための診断面接スケジュール | DSM-Ⅳにおける AUD の診断基準の構造化された尺度を提供する |
| 物質乱用の測定基準 Ver.4.1 | DSM-Ⅳや ICD-10 の診断基準評価ための半構造化面接である，複合国際診断面接のなかの物質乱用のより詳細な項目 |
| アルコール依存尺度 | アルコール依存症候群を構成する概念を基にアルコール依存の重症度を評価する |
| エタノール依存尺度 | アルコール依存症候群の構成要素を評価する |
| 物質依存重症度尺度 | 文化的な偏りなしに依存を評価する |
| 飲酒による影響の一覧表 | アルコール使用の影響を評価する |
| 飲酒による問題リスト | 55歳以上の成人のアルコール関連問題を評価する |
| 制御不能に関する尺度 | 実際のまたは気づいている飲酒の制御について評価する |
| 誘惑と禁止の一覧表 | 飲酒を制御するにあたっての心構えを評価 |
| アルコール渇望質問票 | 急に高まるアルコール渇望を評価する |
| 飲酒の量と頻度の測定尺度 | 飲酒の日数と量がすぐに分かる |
| 振り返り時刻表面接，90 の型式 | 日々の飲酒を評価する |

# 2 アルコール使用障害の理論とモデル

　第1章で示したAUDの定義と説明に基づいて，アルコール使用障害（alcohol use disorders: AUD）について臨床医や研究者が現在どのように**理解**しているか述べていく。ここでいう「理解（understand）」とは，AUDの形成，持続とその変容に影響を及ぼす要因を認識することを意味している。本書ではそのような情報が重要である。というのも，臨床家がある問題をどのように考え理解するかが，その問題の症候をどのように評価し，変化させるためにどのように介入するかに直接影響を与えるからである。

## 2.1　AUDの従来の理論

AUDを説明するために多くの理論が提唱されてきた

　最近まで，研究者や臨床医はともに，何がアルコール問題を引き起こし維持させているのか1つの要因で説明しようとしていた。MillerとHesterは，これらのモデルと理論に関して優れた総説を著している（2003）。彼らは，12個の一因子モデルについて詳述し，AUDの原因とその持続のために重要な要素を同定して，これらのモデルからすると当然出現することが予想されるAUD関連行動を修正するための治療的介入例を挙げて総括した。これら12のモデルは，生物学的，心理学的，社会的・環境的な領域にまで及んでおり，病因的要素は個人の特性（例えば遺伝負因，人格特性，知識の欠如，動機など）や環境要因（文化規範など），個人と環境の相互作用（家庭内力動や社会的学習など）を含む。病因となる要素が非常に広範にわたるため，AUDに対する評価と介入法は，個々のモデルによりかなり異なる。治療法もまた，道徳的説得から，精神的成長，アルコール供給の制限，直面化，対処技能訓練（コーピングスキル・トレーニング），そして家族療法と多種多様である。臨床医がAUDをどのように理解しているかを知ることがとても重要であると我々が考えるのは，この点にある。つまり，それによって臨床医が患者にどう対処すべきかを導いてくれるとしたならば，治療の中身も，過程も，転帰も大きく異なってくるであろう。

　1975年頃までは，AUDに関する理論が，その評価に必要なデータに先行することが多かった。ずっと最近になり，前述のモデルにみた各領域での研究の質が大幅に向上し，これらの"一因子"理論のそれぞれのモデルに長所があることが分かってきた。にもかかわらず，生物学的，心理学的，あるいは社会的・環境的な要因が，それぞれ単独ではAUDを十分に説明しえないことも明らかになった。

## 2.2 AUDの生物心理社会的モデル

　20世紀後半，経験的証拠と健康と病気の新たな概念化が融合して，AUDの「生物－心理－社会（biopsychosocial: BPS）」モデルが生まれ広い影響力を持つようになった。一因子理論によるAUDの説明では不十分であったことに加えて，他のいくつかのアルコール問題が現れて大きな影響を及ぼすようになった。これに関して，医学研究所（Institute of Medicine: IOM, 1990）が行った重要な報告のなかでは，アルコール問題の3つの大きな特徴が強調され，単一の「疾病」としての「アルコール依存症（alcoholism）」など存在しないという結論に至っている。そればかりか，アルコール問題はその症候も病因もさまざまである。具体的には，1970年代初頭以降を中心に実施された研究により，以下の点が明らかになったとIOM報告は主張している。第1に，アルコール問題はその症状が多様であること，すなわち，さまざまな症状を呈する症候群と考えられるであろうということである（Shaffer et al., 2004; Vaillant, 1983）。第2に，アルコール問題はその経過においても多様であるということである。この結論は，アルコール依存症（alcoholism）を単一の進行性の疾患として捉える従来の概念とは対比をなすものである。実際，多くの縦断研究が示すように，アルコール問題の経過は著しく変化しうるものであり，「進行性」という言葉で特徴づけられるものとそうでないものとがある。第3に，アルコール問題は，その病因においても多様なものであるということである。この結論は，アルコール問題には単一のあるいは一連の原因が見つからないという知見に基づいている。むしろ，アルコール問題を抱えていることが判明した者たちの示すAUDの進行過程はさまざまであるが，それはおそらく生物学的，心理学的，社会的要因が一緒に合わさった結果の表れである。単一もしくは一連の要因，あるいは要因となる領域のいずれも，病因論的にみて他よりも重要度が高いということはない。どのような症例であっても必要十分な要因はない。そして，AUDの進行におけるどんな要因あるいは一連の要因も，それがもたらす影響には個人差がある。

　1970年代に台頭してきた病気と健康に関する最新の概念に従ったこれらの結論を，研究や臨床のエビデンスが強力に裏づけたことにより，AUDのBPSモデルが今日幅広い影響を持つに至った。Engel（1977; 1980）はBPSモデルを初めに精神医学に，次いでその他の医学に導入し，身体疾患あるいは精神疾患患者の治療における主流であった「生物医学的（biomedical）」モデルよりもBPSモデルが優れていることを主張した。アルコール問題に関してIOM（1990）が明示した結論と同様に，Engel（1977）は，身体疾患や精神疾患をもつ患者を医師が診察する際に，1つの次元だけから患者をみることは（それが単に生物学的，心理学的，あるいは社会的な視点のいずれであろうと），患者が抱える問題の重大な側面を見落とし，そのために改善をもたらすこともできなくなると主張している。Engelは，健康そして病気は，生物，個人，家族，そして地域というシステムの階層的な構成要素間での帰納的ではない相互作用（つまり「A」における変化が「B」における変化をもたらし，それが今度は「A」における変化をもたらすという双方向性の因果関係）と，これらのシステムのなかの要素の相互作用の結果であると捉えるのが最適であるとしている。さらに，「下位の」要素（生物学的）

> 生物心理社会的モデルは，今日最も広く支持されているアプローチである

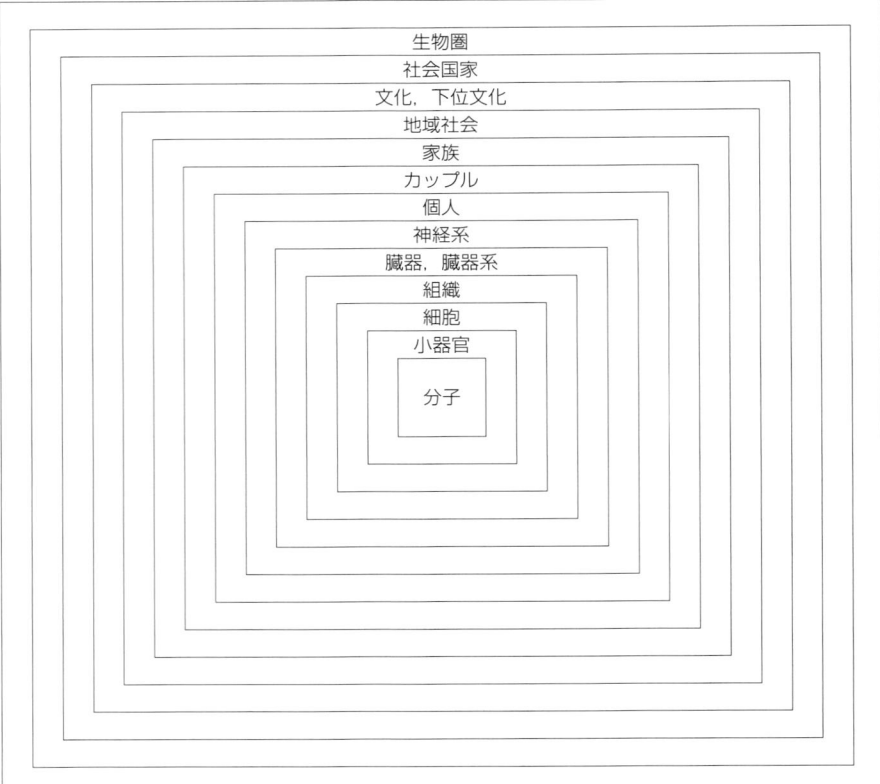

**図1** 自然界の連続的体系（Engel, 1980）
American Journal of Psychiatry（©1980），American Psychiatric Associationからの許諾を得て転載。

は「上位の」システム（地域など）に包含されるとしている。Engelは，このような系の複雑さが，病気とその症状を理解する上で最も重要であると主張している。図1にこの考え方を示している（Engel, 1980）。

　1988年，Donovanは，アルコール臨床の開業医や研究者たちの間でBPSモデルが受け入れられつつあることを論じた。それが2005年にDonovanは，アルコール問題のBPSモデルは新規というより完全に受け入れられていることに言及して，この分野の進む方向性を示した。このことは，AUDの症例を理解していく上でどのような変数を実際に考慮しなければいけないのかという疑問を提起した。O'Brien（2001）は，AUDだけでなく物質使用障害についてもその発症と持続のために重要なBPS変数リストのなかで，この疑問に答える概要を提供した。O'Brienの変数リストは，原因物質（薬物），宿主（使用者），環境の3つに大別される。

　原因物質のカテゴリーに含まれる変数には，**物質入手の可能性**（とくに違法な物質において重要），**物質のコスト，物質の純度もしくは有効性**，そして経口，経鼻，経静脈といった**物質の投与方法**が挙げられる。宿主の変数には，**物質に対する生来の耐性**，すなわち人がその物質の初回使用時に示す耐性などの要因が含まれる。その他の耐性に関連する要因としては，**物質耐性の獲得の速さと物質使**

用時に快感を体験する可能性が含まれる。宿主側の別の要因は，物質代謝の速度と効率である。精神症状もまた，物質使用の発症と持続に影響を与えるかもしれないし，以前の物質使用の経験やそれを使用した結果についての期待感もおそらくそうであろう。最後に，その人のリスクの高い行為への引き込まれやすさもまた，物質使用に影響しているかもしれない。

　環境因子は，物質使用直後の状況から環境全般の要因に至るまで幅広い。それゆえ，例えば社会的な状況が物質使用に影響するかもしれないし，地域社会の姿勢も同様に影響するであろう。後者に含まれる要因は，仲間からの影響や模範となる人物などである。O'Brien（2001）が同定したその他の環境因子としては，物質使用の入手に加えて，楽しみや気晴らしの源（より一般的に言うと，正の強化因子）の利用可能性がある。雇用や教育の機会もまた，物質使用に関係しているかもしれない。物質の反復使用の後，ついには，環境のなかのトリガーが物質使用を強く条件づけ，その結果，トリガーがその物質を使用したいという欲求を引き出し，誘発する刺激となるかもしれない。O'Brien の変数リストに目を通すと，それぞれが重要であると経験的に支持されていることは特筆すべきである。それにもかかわらず，どの変数も単独では AUD の形成と持続を説明できない。

　要約すると，AUD は複雑で複合的に決定されるという証拠が実証研究によって明確に示されており，そのため BPS モデルこそが AUD の臨床診療と研究をより良いものに導く最大の可能性を秘めているように思われる。しかし，この結論が臨床医の日々の診療業務にとってどのような意味を持つのかより明確にしようと次策を講じようとしても，BPS モデルはどこに向かうべきなのかをはっきり示してはくれない。この点で，BPS モデルは非常に幅広いために，このモデルから評価と治療介入のための明解な考え方を得ることは，成功の見込みが低い一大仕事であるように思われる。BPS モデルの臨床との重要な影響を，表6に要約した。

　この本の残りの部分では，AUD の評価や治療介入の方法を論じる上で，BPS モデルの影響について述べていく。とりわけ，評価や治療計画へのアプローチは多くの変数からの見方を考慮しており，実証研究により支持された AUD 治療法の「メニュー」を記述して論じる。第4章で述べる個々の治療法は，大部分が，本章のはじめに論じたモデルあるいは理論の1つを指針として開発されたものであるが，後にこれらの由来について論じる。したがって，「実証研究により支持されている」とするための基準を満たす証拠があるにもかかわらず，第4章で論じている方法は，それだけでは AUD に概ね有効な治療として必要十分でない。しかしそれぞれの方法は，特定の状況で治療を受ける人にとって有効な治療介入計画の構成要素になるかもしれない。

**表6　臨床実践におけるBPSモデルの影響**

1. 個々人に向けた評価と治療計画。AUDの症例は，その徴候や病因，経過において2つと同じものがないと仮定するならば，適切な治療は患者個別の評価や査定に基づくものである

2. 「指示されて」治療を行うことはない。特定の患者にとって，1つ以上の介入や治療の技法が，実証研究により支持される，もしくは望ましいかもしれない。すべての人にとって有効な「お決まりの」介入などは存在しない

3. 介入のメニュー。上記の（2）に続いて，MillerとHester（2003）は，使用可能な介入の選択「メニュー」を持っているということが臨床上最も理にかなっていると述べている。それに加えて，Engel（1980）が呼ぶところの介入の「段階」を組みあわせること――例えば薬物療法と家族療法など――は，特定の個人に介入していく際に必要なことであろう。このメニューに基づくアプローチの仕方は，（SobellとSobell（2000）が提案した）治療の「段階的ケア（stepped care）」モデルと一致するものである。そこには，介入に伴う侵襲や損害を最小限に抑えるために，個人個人の重症度や治療反応性のレベルに応じて治療の度合いを加減することも含まれている

# 3 診断と治療の指針

## 3.1 はじめに

さきの2章で，AUDの診断基準，鑑別診断，そして，アルコール関連問題を概念化するための枠組みとなるモデルと理論についての情報を紹介した。本章では，評価プロセス，治療計画の作成，ならびに治療指針についてのガイダンスを行う。

## 3.2 全般的ガイドラインと考察

評価に必要な情報の収集と治療計画の作成は，患者との協働作業として進められるのが最も良いと考えられている。そのような過程では患者と治療者が高度に影響しあうことになる。加えて，治療者は患者が治療について楽観的になれるように働きかけ，動機を促して，患者が変わる過程において本人の資質やサポート資源を活用することを手助けするべきである。

> 評価と治療指針の作成は，患者と協働作業で行うべきである

## 3.3 飲酒歴

患者の現在の飲酒状況とそれに関連した問題だけでなく，生涯飲酒歴を含む**包括的で詳細な飲酒歴**（comprehensive and detailed drinking history）を調べることは，重要である。現在の飲酒状況や関連問題と同じくらい重要である。以下の項では，完全な飲酒歴を収集することに関連する主要な評価領域を特定して，簡単に紹介する。

### 3.3.1 アルコール消費量

アルコール消費の評価は，飲酒期間における**飲酒の頻度**と**消費量の合計**を決定することを中心に進められる。臨床家のなかには，SobelとSobel（1992）により普及された遡及的追跡（Timeline Follow-Back: TLFB）と呼ばれるカレンダーが有用であるという人々がいる。基本的には，例えば，先月あるいは一番最後に飲んだ日に先立つ30日間といった治療前の特定の期間における1日のアルコール消費量（標準飲酒単位で）を，治療者と患者が協働してこのカレンダーに記入していく。

治療者と患者が飲酒の量について同じ尺度を用いることが重要なので，標準飲

> 飲酒歴の評価にはアルコールの消費量とアルコールに関連する影響の評価も含まれている

> **臨床のツボ　標準飲酒単位チャート**
>
> 1標準ドリンクは0.6オンスのエタノールを含み，以下の量が相当する。
>
> 　　12オンスのビール（アルコール度数5％）
> 　　5オンスのテーブルワイン（アルコール度数12％）
> 　　1.5オンスの蒸留酒（アルコール度数40％）　　※1オンスは約30ミリリットル
>
> （Miller, Heather, Hallの論文（1991）では，アメリカ人が飲むアルコール飲料で一般的に示されているアルコール含有量に関する簡便なリストと換算法を提供している）。

酒単位チャートが広く用いられる（上述の「臨床のツボ」に示した）。もし患者が2オンスのアルコールを含むさまざまな飲み物を合わせた量を報告すると，2標準飲酒単位と報告されることになる。患者は，アルコール消費に関連した記憶を想起する手掛かりとして，誕生日，休暇，パーティといった「特別な日」をカレンダーに記録するように指示される。「自己変革を導くウェブサイト（www.nova.edu/gsc）」では，TLFBを管理するための説明書とカレンダーが無料でダウンロードできる。

　さまざまな有益な情報が，完成したカレンダーからもたらされる。例えば，飲酒日と休肝日の割合，深酒した日の割合（男性で5標準飲酒単位，女性で4標準飲酒単位が1日で消費されることでしばしば定義される），飲酒パターン（例えば，飲酒は週のうちただその日だけに起こるのか？）などが挙げられる。図2にある

| November 2006 | | | 1　2 | 2　⑩ | 3　⑮ ボーリング | 4　⑯ |
|---|---|---|---|---|---|---|
| 5　⑤ | 6　0 | 7　0 | 8　⑨ 誕生日 | 9　2 | 10　⑫ | 11　⑫ |
| 12　⑤ | 13　0 | 14　0 | 15　3 | 16　6 | 17　⑮ | 18　⑫ |
| 19　3 | 20　0 | 21　0 | 22　⑤ | 23　⑨ 感謝祭 | 24　⑩ | 25　⑭ |
| 26　⑤ | 27　0 | 28　2 | 29　3 | 30　2 | | |

**図2　時間列カレンダーの例（丸印は深酒をした日）**

月のカレンダーの実例を示した。その他の情報もこのカレンダーにまとめて記録できる。例えば，患者が1人で飲んだのか，誰かと飲んだのか，また，どこで飲んだのかといった記録も時に有用である。このことは，例えば，深酒がたいてい特定の場所や特定の人物と飲酒する時に起こるといったように，治療計画に関連する有用な事項を明らかにするかもしれない。最終的には，飲酒時に血中アルコール濃度が概算できるように，飲酒が起こる時間帯を特定することが有用かもしれない。

現在の飲酒についての情報収集に加えて，その他の飲酒歴に関する情報を集めることも有用であろう。例えば，患者が自分の飲酒について心配し始めて何年になるのか，問題が生じて何年になるのか，初めて飲酒をした年齢，初めて中毒をきたした年齢，患者の現在の飲酒パターンが過去の飲酒パターンにどれほど似ているのか，似ていないのかについて尋ねることが考えられる。

## 3.3.2 アルコールに関連する影響

飲酒関連問題は，つい最近の問題も生涯にわたる問題と同様に，さまざまな機能領域において評価される。Millerら（1995）は「飲酒の影響リスト（the Drinker Inventory of Consequence：DrInC）」を作成し，領域ごとに飲酒の影響をみていくという非常に画期的な方法を確立した。どんな領域で飲酒の影響が出てくるか，それぞれの領域でどんな影響がみられるかを，28頁の「臨床のツボ」に記した。そのような飲酒の影響は，これまでの生涯および最近6カ月といった具合により最近の状況について評価されるべきである。より短い，DrInCの15項目からなる，「簡易版飲酒問題リスト（the Short Inventory of Problems：SIP）(Miller et al., 1995)」を巻末の付録に収載した。

この他にも，耐性や過去の飲酒中断に伴う離脱症状の既往といった身体的影響も評価すべきである。加えて，アルコールへの渇望感がどの程度か，どれくらいの頻度で，どこで最も酒が欲しくなるか患者に尋ねることはしばしば有用である。渇望感を評価する実用的で標準化された心理検査として，「アルコール渇望質問票－改訂簡略版（Alcohol Craving Questionnaire-Short form-Revised: ACQ-SF-R）」がある。ACQ-SF-Rは公のものとして誰でも利用可能で，著者から入手でき，またダウンロード可能なNIAAAの出版物『アルコール問題の評価：臨床家と研究者への手引き』(Allen & Wilson, 2003)にも収載されている。最後に，その他に起こりうるアルコール摂取の続発症を評価するために精密検査や身体検査を段取りすべきである。

> **臨床のツボ** 飲酒が影響する領域
>
> **身体面**
> ・二日酔い，または飲酒後の気分不良
> ・飲酒後の睡眠障害
> ・飲酒後の嘔気，嘔吐
> ・飲酒に起因する性的活動における悩み
>
> **個人間要因（対人関係）**
> ・家族や友人が飲酒について憂慮したり不満を言ったりする
> ・良き親でいることが難しくなる
> ・飲酒時に恥ずかしいことを言ったり，したりする
> ・夫婦関係や恋愛関係を損なう
> ・社会生活に支障をきたす
>
> **個人内要因（患者の内面）**
> ・飲酒を後悔する
> ・飲酒が原因で罪の意識や羞恥心を感じている
> ・飲酒が原因で自分の望む生活を送れないできている
> ・飲酒が人間的成長の妨げになってきている
>
> **衝動制御**
> ・飲酒後に運転をしてしまった
> ・飲酒後にばかな危険を冒してしまった
> ・飲酒が原因で法律的な問題をおこした
> ・酔っている間に何かを壊してしまった
> ・飲酒が原因で事故を起こした
>
> **社会的責任**
> ・飲酒が原因で仕事や学校でミスを犯した
> ・飲酒が原因で仕事の質に悪影響がでる
> ・飲酒が原因で金銭的問題を起こした
> ・飲酒が原因で解雇になったり，仕事や学校をやめた
>
> 出典：Miller ら（1995）

### 3.3.3 他に使用している薬物

> 他に使用している薬物の性質や量も査定すべきである

　他に使用している薬物の性質や量も査定すべきである。この査定では，マリファナや精神安定剤，鎮静薬，刺激薬，コカイン，クラック，幻覚剤やアヘンといった物質の分類も含まれる。これらの薬物使用は，先に述べたカレンダーに記録することができる。たばこ製品の使用に関する情報もまた，加えられるべきである。

### 3.3.4 飲酒の是非

　患者に飲酒の利益を述べさせることは，損害を述べさせることと同じくらい有用である。同様に，断酒の利益と不利益を述べさせることも有用である。いずれの場合においても，「何とかして」飲もうあるいは止めようという葛藤を自覚させることが可能となる。しばしば「意思決定の天秤」と述べられるように，飲酒

しないことの利益が飲酒し続けることの利益に勝る時，その天秤の皿は断酒の方に傾くだろうと予想される。患者が用いる意思決定の天秤の例を，付録に載せておいた（97頁）。飲酒に関するさらなる利益，不利益も同様に，断酒の理由を患者に述べさせることによって引き出すことができる。

---

**臨床のツボ** 「意思決定の天秤」練習を用いる指導（言い回しの例）

治療者：あなたに飲酒と断酒の是非に関し一覧表を作ってもらおうと思います。別の言い方をすれば，利益と不利益の観点から—飲酒の利益と代償，断酒の利益と代償について考えるということです。すべての利益と代償について記載したら，それらの表を使って，飲酒を続けることの是非を断酒と比べることで，比較することができるでしょう。その表は，断酒する価値があるかどうか，あなたが決定する上で役立つでしょう。しばしば，私たちは，利益や代償を考えもせずに，ただ普段の習慣を続けがちです。しかし，変化を起こすことを考える時には，その決定の是非を比較考察する，これと同じ方法をよく利用します。表の作成はしないかもしれませんが，意思決定をするために，この手の考え方をします。例を挙げてみましょう。新しい仕事を引き受けるか考える時，あなたは恐らく今の仕事の良い点と悪い点を考え，新しい仕事の良い点と悪い点とを比較したでしょう。そして，仕事を変わることの利益が（その代償と比較して）同じ仕事を続けることの利益よりも上回るかどうかによって，決定するでしょう。ここまでは理解できますか？（反応を待って，必要に応じて説明を申し出る。）あなたが表を作成する間，いくつか考えること：今の飲酒パターンを続けることで，どんな結果が起こりえますか？　お酒を飲んで，どんなことが楽しいですか？　もしあなたが断酒をしていたなら，どのように変わっていましたか？

（患者に表を作成する時間を与える。いくつかきっかけが必要かもしれない。もし患者が，どの欄であれ記入しかねているなら，臨床における会話ですでに共有したいくつかの例を示すと役立つかもしれない。いったん4つの表を完成させてしまえば，先の会話に示したように，飲酒と断酒の利益と不利益を比べる上で，その情報が役立つ。）

治療者：いいでしょう。さて，その表を使って，利益と不利益を比較してもらいたいと思います。1つ，思い出していただきたい重要な事柄があります。変わるかどうか，その決定は，あなた次第だということです。その表を見て，今の飲酒パターンを続ける代償には，それに見合う価値があるように思われますか？　転職の是非に置き換えて考えると，その決定は難しいものですか？

（どんな決定も，しばしば何らかの両価性があるかもしれないという事実を受け入れて，意思決定の天秤を調べることを続けなさい。）

注記：上記表現は，飲酒に対する禁欲目標よりも節制目標を反映するために，一部修正することができる。

---

**臨床のツボ** 意思決定の天秤を記入することの臨床上の利点

・飲酒行動を変化させる利益不利益表を評価させるという構造化された手段で，患者の両価性に取り組むこと
・すべての行動場面を観察する——良いことか，あまり良くないことか
・変化を支持するような目標設定をすることに役立つ
・変化の否定的，肯定的な主要点を際立たせること
・患者に，利益不利益に関して，より注意を払わせること
・変化について話せる前向きな雰囲気を作り出すこと
・評価の枠組み，目標設定，行動の変化の議論に枠組みを与えること

### 3.3.5 変化のための動機づけの準備性

> 動機（意欲）とは，1つの連続体の上にあり，時間とともに揺れ動くものである

　変化のための動機づけの準備性は，行動を変化させる過程の中心になると考えられる。実際，変化に対する動機づけなしに意味のある行動変化を思い描くことは困難である。しかし，動機（意欲）とは，1つの連続体の上にあり，通常，時間とともに揺れ動くものである。評価の過程に価値が潜んでいるために，変化のための動機を評価できる「準備のはしご段」が懸命にデザインされようとしてきた。変化に向けた準備性のためのもの差しの一例を図3に示した。患者に用いるためのもの差しのコピーを巻末の付録にも載せておいた（98頁）。患者が自分の変化に対する準備性のレベルを，このもの差しを用いて確認すると，臨床家は，変化について話し合うスタート地点として，患者の準備評価を用いることができる。例えば，低いレベルの準備であれば，臨床家は，重要な事柄であると述べて，危険な飲酒について情報提供するかもしれない。もし患者の準備指標が変化することについて不確かであれば，（先に述べた意思決定の天秤練習として）飲酒の利益不利益を引き出そうと試みたり，何が数値を高く動かしたのか患者に尋ねることができる。もし患者が高いレベルの変化に対する準備性があると言えば，臨床家は，あらゆる必要とされる援助を同定するなど，患者の変化に対する計画が発展するよう手助けすることができる（Center for Substance Abuse Treatment, 1999）。それぞれの治療セッションにおいて行われるのを含めて，どんなレベルを示されようと，そういった評価が下されうる。

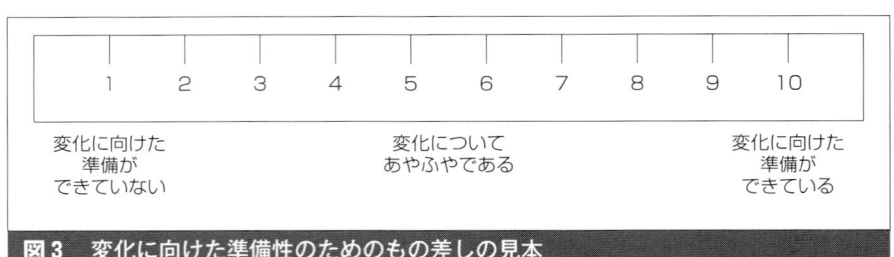

図3　変化に向けた準備性のためのもの差しの見本

　最適に満たない動機づけは，しばしば変化の影響を受けやすく，多くの動機づけ面接は，患者が治療を続ける意欲を上げるよう企図されてきた。Miller や Rollnick が2002年に述べたところでは，中立的なフィードバックをすること，変化をもたらす点で助言を与えること，アルコールの誤った使用に関して理解を深めること，共感を表明すること，変化にあたっての障害を取り除くよう働くこと，選択肢を与えること，これらが典型的な戦略には含まれる。第4章に詳細を述べる。

### 3.3.6　自己効力感

　アルコール関連障害の治療における文脈では，自己効力感は，一般に患者の断酒の（もしくは節酒の）自信の程度により決まる。全般的であるよりも，患者が

飲酒しやすいさまざまな状況や環境といった文脈で自己効力感を評価することが最も有効である。この評価の開始点は，さまざまな状況で飲酒をやめる自信に気づいたアルコール依存症患者について評価した，DiClemente らの1994年の仕事によってもたらされる。彼らは，特に（下の「臨床のツボ」に詳細を示した）状況に関連する，4つの領域を特定した。評価する他の状況は，患者が最近の飲酒状況について述べる時に，おそらく生まれるだろう。

　臨床家は，飲酒場面のいたる所で，断酒（または節酒）に関しての自己効力感を評価する標準化された尺度が役に立つと気づくかもしれない。そういった尺度は，治療開始時に高いリスク状況を確認する助けとして（詳細は 3.3.8 で述べる），治療中，自己効力感の変化をモニターするのと同じ位，利用できる。状況確信質問票（The Situational Confidence Questionnaire：SCQ；Annis, 1987），SCQ-39（Annis & Graham, 1988），8項目の簡単な状況確信質問票（BSCQ；Berslin et al., 2000）によって，個人の**大量飲酒を避けること**ができているかといった自信をはかる。SCQ の最新バージョンでは，飲酒確信質問票（DTCQ；Annis & Martin, 1985; Annis et al.,1997）が，オハイオ州トロントにある嗜癖・メンタルヘルスセンターから通常の価格で利用できる。BSCQ は，www.nova.edu/gsc からダウンロードして無料で使用することができる。断酒自己効力感尺度（Abstinence Self-Efficacy Scale：AASE；DiClemente et al., 1994）では，さまざまな状況にわたって，飲酒傾向や**断酒**への自信をはかる。AASE には著作権はなく，使用は無料である。巻末の付録に AASE のコピーを載せてある（99頁）。

　治療開始時の測定における，断酒（または深酒を我慢すること）に対する高い自己効力感は，治療結果が良く，再発も少ない。治療の間に自己効力感は増加を示すけれども，自己効力感の変化や治療終結時の自己効力感は，常には予後とあまり関連しない。これらの知見は2つの説明ができる。1つは，治療開始時に最も低い自己効力感をもっている人は，他の予後因子は良くないかもしれないが，最も改善の余地が大きいということ。2つ目は，我々の臨床経験では，治療終結時の自己効力感は，一様に（そしてもしかすると非現実的に）高い傾向にあるので予後予想の変動はほとんどないのである。

---

**臨床のツボ**　自己効力感に関連する4つの状況

・個人内（例えば抑うつ気分）であれ，個人間（例えば怒りや不満の感情）であれ，否定的な感情を含む状況
・社会的交流（例えばパーティで飲酒を勧められた時），または肯定的感情（興奮した気分の時）を含む状況
・身体面や他の心配事（例えば身体的な不快感を感じた時，または誰かについて心配している時）を含む状況
・離脱および飲酒を駆り立てる状況

DiClemente ら，1994

### 3.3.7 コーピングスキル

コーピングスキルを育てて効果的に適用することが，断酒を継続する中心となる。事実，Connors らは 1996 年に，再発に関する多施設研究について一連の報告を要約し，効果的でないコーピングが一貫して再発の予測因子であった一方で，コーピングスキルが特に強力な防御要因であることを見出した。コーピングは，日々の一部として自身が直面するものごとにいかに良く患者が対処するかというのはもちろんのこと，大量飲酒を引き起こす危険性がある状況に照らして，いかに良く患者が対処するか，全体的に評価できる。**コーピングはまた，感情的，行動的，両方のスキルとしての観点から評価できる**。コーピングの目標を測定するのに有用な自記式尺度が 2 つある。コーピング施行法質問票（Ways of Coping Questionnaire：WCQ；Folkman & Lazarus, 1988）と，コーピング反応リスト（Coping Responses Inventory：CRI；Moss, 1995）である。それぞれの尺度は，何度もコーピングの変化をモニターすることで，認知的，行動的コーピング戦略や弱点を特定することに役立つ。ともに管理手数料が必要である。具体的なアルコール使用に関するコーピングを評価する方法として，コーピング行動リスト（Coping Behaviors Inventory：CBI；Litman et al., 1983）が，患者にどれくらいの頻度で飲酒を控えるさまざまな戦略を用いるかを評価させるのに利用できる。CBI は，コーピング行動リスト有効性（Effectiveness of Coping Behaviors Inventory：ECBI；Litman et al., 1984）と併用して使用することができる。ECBI では，CBI と同じ項目を，過去にどれだけコーピング戦略が機能したかといった観点から患者に評価してもらう。物質依存再発評価（Schonfeld et al., 1993）は，臨床家が高リスクな状況やコーピングスキルの弱点を特定する個人に合わせた情報の詳細を集められるように，半構造化された面接である。この戦略は機能分析に似ていて，次の章で詳細を述べる。

> コーピングスキルを育み，利用していくことが断酒継続の中心となる

### 3.3.8 飲酒への高いリスク状況

断酒を開始すると，それに続いて患者は再飲酒のリスクとなるようなストレスを引き起こす状況に直面するようだ。そういったハイリスクの状況は，再発に対する Marlatt モデルの中心的要素である（Marlatt & Witkiewitz, 2005）。Marlatt らは，アルコールからの禁欲体系は，個人のコントロール感覚や自己効力感の危機を生ずるといった仮説をたてた。そういった自己認知は，断酒期間が長くなるほど強くなる。飲酒状況がハイリスクとなると，理想的な反応が対処行動に有効となる。そういった行動がその人のレパートリーとなって行われると，先に述べたように，成功体験が個人の自己効力感を高めると言われている。同様に，後述する似たような飲酒状況の可能性も減少することが期待される。他方，もしアルコールの問題から回復した個人が効果的な自己管理／対処反応を適用することができなければ，自己効力感の度合いは下がり，その状況に対処する機序としてのアルコールの魅力が上がるだろう。特に，これは，その人がアルコールの影響に関して良い結果予期を維持するかどうかといった問題である。（自己効力感が下がるととも

に）アルコールの魅力が上がるので，人はより，そういった状況でアルコールを使用するようになるだろう。このシナリオは，意思決定の天秤で言うところの，断酒の利益をアルコール再使用の利益が上回っている状況を表している。

この再発モデルの初期開発過程において，MarlattとGordonは，1980年に，AUD治療中の個人に面接し，再飲酒に関連する要因を特定した。彼らは，2つの広い分類を特定した。はじめに示された個人内－環境ストレスは，主として非個人的な環境事象に対する個人の要因および／または反応と関連した決定要因を含んでいる。応答者は個人内－環境ストレスを再発エピソードが61％を占めるものとして特定された。

個人内－環境ストレス要因には，5つの下位分類がある。①否定的感情に対する対処（38％の再発エピソード），②身体的，生理的に悪い状態に対する対処（3％），③肯定的感情状態の強化（この分類は他の物質使用再発に関連するが，飲酒の再発には関連しない），④きわめて困難な自己管理（9％），⑤誘惑や衝動に屈すること（11％）である。2番目に示された広い分類は，個人間のストレス

### 臨床スケッチ

#### 毎日の飲酒日記とそれについての話し合いの例

| 日付と時刻 | 状況（例えばどこで，誰と，その時の考え，気分など） | 飲酒量（飲んだ酒の種類と標準飲酒単位数） | 結果（例えば肯定的または否定的な結果，その時の考え，気分など） |
|---|---|---|---|
| 2006年9月15日（金）18～21時 | ジョーのバー・グリルにて。仕事の後，友人と楽しい時間。同僚の昇進祝い。楽しい気分！ | ビール6本。テキーラ2杯。 | その後も幸せなまま，家に帰った時も飲み続けたかった。 |
| 2006年9月15日（金）21時～深夜 | 家で，一人で，テレビを見ている。まだ幸せな気分で，ほろ酔い気分である。 | ビール6本。 | よく眠れないまま，よく朝まで持ち越した。 |
| 2006年9月16日（土）20～23時 | 家で，一人，フットボールを見ている。特別な気分はない。昨夜は飲みすぎてしまって，馬鹿だったなという考え。 | ビール5本。 | なし。 |
| 2006年9月17日（日）16～22時 | 友人宅。フットボールを見ている。幸せな気分。 | ビール12本。 | 怠惰な朝だが，あまり持ち越しはない。 |

#### 毎日の飲酒日記についての話し合い

治療者：それで，自己観察日記を記入してみてどうでしたか？
患　者：そうですね，自分の飲酒について今まで以上に考えさせられましたし，それを一緒に乗り越えていけるだろうとわかりましたから，少し飲酒を控えられるかもしれません。
治療者：金曜日の夕方，飲みすぎたと思ったと書かれましたが？
患　者：14杯も飲み，バーの支払いも安くはありませんでした。
治療者：では，使いすぎたと，気を悪くしたのですか？
患　者：そう，それが翌日私が感じたことです。
治療者：どのように感じたのですか？
患　者：はい，すごくうんざりしました。だから，土曜日には飲むのを控えたんです。

因で，個人間の出来事に関連した要因を含んでいる。個人間のストレス因は，すべての再発エピソードのうち，39％を占めるものとして特定された。この群の下位分類には，個人間の葛藤に対する対処（再発エピソードの18％），社会的なプレッシャー（18％），肯定的感情状態の強化（3％）がある。要するに，反応者の大多数は，自分たちの再発に対して個人間のストレスのせいだと考えられ，また主としてこの分類のなかでは否定的感情状態に起因した。

**飲酒してしまうハイリスクな状況を特定する**

臨床診療において，患者と一緒に個々の**飲酒してしまうハイリスクな状況**を特定することは役に立つ。この手の詳細な評価は，しばしば**機能分析**と呼ばれ，第4章で再び論じられる。この目的（飲酒行動に対する機能分析のための，毎日の飲酒日記とワークシート）における2つの実例資料が付録に収められている（101，102頁）。毎日の飲酒日記は，患者の家での日々の基準項をすべて記入することを目的とするのに対して，ワークシートには，過去の飲酒エピソードを反映する期間を記入することができる。機能分析を完結するのに相互に関連する見地から，患者に自分たちがハイリスクな状況を避けたり，その状況にいる時に対応したりする場合に用いる，コーピングスキルを特定させることがしばしば役に立つ。毎日の飲酒日記の例を前頁に示した。その下段はセッションの日記について検討する想定問答である。

### 3.3.9 霊性と宗教心

近年，回復過程における霊性や宗教心の役割に対する評価が高いことが示されている。実際，アルコール問題は時に「精神力の病気」と呼ばれ，霊性／宗教心とアルコール／薬物使用との間の反比例関係が研究で示されている。したがって，患者自身の人生における霊性，宗教心の両方またはいずれか一方に関する役割，もしくは潜在的役割を患者に尋ねるべきである。（酒を飲んだかどうか）真実を語らなければならない患者には，霊的なおよび／または宗教的なケアは回復過程に貢献するであろう。

### 3.3.10 以前の治療経験

以前の治療経験は，内容も回数も実にさまざまである。これら過去のエピソードについて吟味することは重要である。その理由とは，まず1つ目が，この情報によりどのような治療手段が好結果（例えば断酒期間を延長させたなど）に結び付いていたのかを知ることができるということである。それと同時に臨床家は，うまくいかなかった治療アプローチに関しても見識を深めることができる。2つ目の理由は，前回の治療歴を取っ掛かりとしてこれまで受けた治療の時間経過を理解できるようになるということである。例えば，もしこれまでの治療で一定期間（例えば6カ月間）断酒した後に再発してしまっていたとするなら，その場合治療の焦点はもう一度断酒を仕切り直すことの他に，少なくともそれら再発時点までの再発防止とアフターケアをどうすべきであったかという点に当てられるだ

ろう。そして最後の理由は，以前の治療の取り組みがなぜ上手くいかなかったのかを知る上で，治療歴に関する情報がその手掛かりとなるかもしれないからである。

### 3.3.11　過去の自助グループへの参加

　治療を受ける者の多くは，以前に自助グループに参加したことがあり，その最も代表的なものがアルコーホーリクス・アノニマス（AA）である。そうした参加を評価し，肯定的であろうと否定的であろうと，患者にその時の経験を述べさせることは価値がある。過去に肯定的な経験をした患者にとって，彼らが参加を再開することは理にかなっている。過去に AA の参加経験がない，もしくは参加経験がなくて消極的な見方をしている患者にとっては，そういった経験を得る（下記の「臨床のツボ」を参照）ためにいくつかの会への参加を促すことがしばしば役に立つ。

> **臨床のツボ　自助グループ参加の約束**
>
> 我々はしばしば診療のなかで，翌月に 4 回前後ミーティングに参加することを患者と約束し，AA の参加が断酒を達成・維持できる有益なものかもしれないと認識してもらうようにしている。この戦略は特に AA の参加に抵抗を示す患者に対して役に立つ。というのも，ミーティングの回数も時間もあらかじめ決めてあるし，また，もしミーティングが有用だと思ったら参加を続けるかどうかを選択できるという形でミーティングに参加してもらうからである。

患者は自助グループへの参加が有益なものであるかどうかを見定めるべきである

### 3.3.12　治療参加への妨げ

　他にも評価する領域に，治療参加への妨げがある。治療を始めた患者のうち，かなりの数の患者が，治療を最後まで継続できないのは残念なことである。これは，特に外来患者において問題であり，いくつかの研究で，早い段階での治療終結率が 50％ を超えていることが示されている。この問題に対する 1 つの回答は，回復への動機づけを促進させるという文脈で以前討論したように，治療初期に患者を引きつけることである。加えて，治療参加への障害を患者に特定させるよう働きかけることが重要である。その障害には，治療費用，交通費や交通手段，損失（失われた）労働時間，子どもの世話や家族の責任などが含まれる。いったん潜在的な障害が特定されると，治療者と患者は，そういった障害の問題解決に向けて，できる限り協働して取り組むことができる。

## 3.4　生活機能

　とりわけアルコール消費に関連した，飲酒歴や飲酒領域の評価に注目が大きく向けられてきた。第 2 章で論じた AUD における生物心理社会的モデルに従って，我々は，アルコール消費に加えて，生活機能のその他の領域を評価することが重

要であると信じている。鍵となる領域は，心理学的機能，対人関係機能，身体的健康度，人生の質（QOL），社会的機能，ストレス，財政問題，業務上の問題，重要な人生の出来事などを含むかもしれない（しかし，これらに限定されたものではない）。我々は，これらの領域の機能が直接アルコール使用障害に関連するかもしれないとの認識から，以下にそれらの主要な領域について概説する。アルコールの関与や生活機能の他の領域を評価するためにより詳細な情報を知りたい読者のために，数々の評価尺度を包括的に提示したすばらしい資料がある（Allen & Wilson, 2003; Donovan & Marlatt, 2005; Rush et al., 2000）。

**全体的な生活機能の他の領域について評価する**

評価を正当化する領域のなかで高い優先度を持つものの1つに**心理学的機能**がある。そのため治療者は，過去のあらゆる気分の動揺やその処理過程に留意しながら，患者の情緒を観察し，患者の気分について尋ねるべきである。さらに，治療者は，一般的な認知機能や自殺念慮，他人に危害を加えようとする考えについても評価しなければならない。

臨床上，関心がおかれる2つ目の領域は，特に家族や友人との**対人関係機能**である。これらの人々は，治療経過に有用な手助けをしてくれるかもしれない。患者の社会的な支援や安定につながる人々を同定しておくことは，患者の社会的ネットワークをより広く把握することと同様に役に立つだろう。

最後に，**身体的健康度**を評価することも重要である。すべての患者に一般的な身体検査を受けさせることは賢明かもしれない。これは，とりわけ身体的な不具合を訴える患者についてである。この身体的検査とは，一般的には臨床検査における精密検査が含まれる。例えば，血液検査は，概ね有用な情報を得ることができるが，最近アルコールを大量に摂取した場合は特に有用となる。一般的にこの検査の内容には，AST（アスパラギン酸アミノトランスフェラーゼ）やALT（アラニンアミノトランスフェラーゼ），GGT（グルタミルトランスフェラーゼ）のような最近の大量飲酒に最もよく反応する性質を持つ肝酵素が含まれている。これらの検査は，アルコール使用量の完璧な指標とはならないが，肝酵素の上昇は，より包括的な評価を行う上で，大量飲酒についてさらに詳しく調べる必要性を示唆してくれる。加えて，臨床検査の異常値は，身体的な問題が，大量飲酒が原因となって起こったものなのか，大量飲酒が悪化させたものなのかを教えてくれる可能性もある（Allen, Sillanaukee, Strid et al., 2003）。臨床検査は，スクリーニングの手段としてのみ用いるべきである。つまり，正常値だからといって最近の大量飲酒が否定されるわけではないからである（Sobell et al. 1999）。最近の薬物使用をスクリーニングする目的で，尿検査を行っても良いかもしれない。

## 3.5　問題やニーズの優先順位づけ

いったん初期の評価過程を終えると，治療者と患者は，有効なデータをまとめ，治療目標を設定し，それらの目標の優先順位をつけることになる。これらすべてが，次の章で述べる治療計画につながる。その後で，治療指針の評価における考慮事項について論ずる。

## 3.5.1 治療計画の開発

　治療計画とは，評価過程の総決算である。治療目標は，特定され，順位づけされる。評価過程がより全般的であるように，治療過程の開発も，治療者と患者の両方が情報を反映させ，事実上，協働して取り組むべきである。治療目標は，かなり明確で，かつまた到達できるものにすべきである。

　上記に加えて，治療計画は，より個人に合わせた形で行われることが重要であり，それゆえ，患者固有の生活史や環境，社会的・心理的な強さや問題解決能力といったものを考慮に入れる。さらに，治療計画は，1つまたはそれ以上の領域における行動変化の開始点と捉えるべきである。つまり，治療が進展する，あるいは新しい問題が明らかになるにつれて修正が可能な記録と見るべきである。

*治療のゴールは個人に合わせた達成可能なものにするべきである*

## 3.5.2 治療適応

　治療計画の開発は，それぞれの治療目標への潜在的な治療適応を特定し，評価する準備を整える。アルコール依存の場合，懸案事項を示し，断酒を達成して維持する，特に最も高い優先順位をつけて，断酒させるよう計画された治療戦略が適用される。節酒を目標とするのは，重度のアルコール身体依存をきたしておらず，問題のないレベルにまで飲酒を減らすことを優先すると表明する個人には，ふさわしいかもしれない。さらに，飲酒を大きく減らすことは，結果として患者の健康と快調さを示すので，飲酒を減らすことは，断酒に抵抗を示す患者にとって，時に妥当な暫定的目標を達成することができ，完全な断酒要求がその治療の後の方で再評価される可能性がある。重要な点は，もっとも効果的で効率的な介入がその目標に一致するように，治療目標を特定し，優先順位をつけることである。

## 3.6　患者の紹介について

　アルコール乱用は，たいていいつも，結婚生活や家族，職業上の問題，精神的健康，および／または身体的健康といった，**人生における他の領域の機能障害と関連がある**。断酒の確立，または飲酒を大きく減らすことによって，これらの困難のうちいくつかはなくなるかもしれないが，それらの潜在的な問題領域は，評価段階において特定されていくものであり，治療計画過程においても同様に取り組むことが要求されるだろう。いくつかの領域における問題は，治療者がセッションのなかで取り組むことができ，また（実際に）取り組まれるだろう。しかし，その他の領域における問題には，補助治療のために相談や紹介が要求されるかもしれない。例えば，患者の主治医が取り組むべき医学的な問題がある。他にも，感情障害のための薬物療法の確立や，強い飲酒欲を減少させる薬物の使用などに，精神科医への紹介がいるだろう。異なった種類の問題に対して信頼できる紹介先のリストをもつと，治療者はこういったシナリオに備えることができるだろう。

# 4 治療

## 4.1 はじめに

本章では，実証研究により支持された AUD の治療について，いくつかの論題を紹介する。まず本章では，実証研究により支持されていると考えられる治療法を中心に記述する。それぞれの治療法について記載していくなかで，治療の作用メカニズムに関する仮説とともに，これらの仮説に関連した研究について論じる。次の節では，個々の治療法について実証研究で示された効果や有効性を検討する。最後の2節では，その治療を実施するにあたって考えられるバリエーションと問題点について，それぞれ検討する。

### 4.1.1 「実証研究により支持された（empirically supported）」の意味

本章を進める前に，「実証研究により支持された（empirically supported）」という表現が何を意味するのか，そして，特定の治療法を適用するに際して実証研究による支持がどのように影響するかを検討することが重要である。Guyatte（1992）が，科学的根拠に基づいた医療の実践が必要であると唱えて以来，（医学的なものか心理学的なものかにかかわらず）その治療法が実証研究により支持されているか否かは，非常に重要で議論の的になる問題である（「実証研究により支持された」に代わる用語としては，「実証研究により妥当性のある」あるいは「科学的根拠に基づいた」が使われてきた（Levant, 2004））。簡潔に述べると，本書で用いられているように，「実証研究により支持された」という用語は，特定の治療法に関してその効果や有効性を支持する科学的証拠があるということである。しかしこの実証的証拠は，ある治療法を適応すべきか決定するに際して考慮すべき側面の，後述するように少なくとも3つのうちの1つにすぎない。

**実証研究により支持された治療法を適応することの重要性**

研究データとするのが適切なデータは莫大な数に上るために，「実証研究により支持された」という言葉がすなわち研究データのことを指していると言うのは正確ではない。したがって，ある治療法が実証研究により支持されているとして分類されるかどうか決めるのには，どのような治療計画が用いられているのかもまた重要な要素である。本章では，McGovern と Carroll（2003），McGovern ら（2004）により報告された，実証研究により支持された物質使用障害治療に関する文献一覧に従って，どのような行動療法・心理療法と薬物療法を実証研究により支持された治療法として収載するかを決めている。これらの治療法はすべて，アルコール使用のパターンを修正するという少なくともいくつかの実証研究による支持があると見なされていると言えるが，このうちのいくつかにはより強力な

裏づけがある。興味をもたれた読者は，McGovernとCarrollの文献で詳細にあたっていただきたい。

本章で紹介したということがすなわち，これらの治療法のいずれかを，後述するような特定の状況下で特定の患者に適用することを推奨しているということではないことに，留意しておいていただきたい。その意味で，ある治療法を適用するかは，効果についての科学的証拠だけでなく，患者の評価（例えば，治療内容についての期待や患者の好み），患者の資源（治療に費やすことのできる時間や資金）や状況（例えば，治療者の技量，経費，時間）などにも左右されるのだという医学研究所（Institute of Medicine）の主張（2001）と，我々も同じ意見である。このやり方はまた，第2章で論じた生物心理社会学的モデルによる治療選択法や，第3章で論じた評価と治療の意志決定法とも矛盾しない。

### 4.1.2 自助／相互扶助グループ

本章では，治療法とは別に，自助そして相互扶助グループの利用についても検討する。自助の方法を他の治療法と区別して考える理由は，厳密に言うとそれらは専門家が開発して実施しているものではないからである。むしろ，それらは仲間同志で進められるものである。加えて，12段階からなるプログラムはその基本理念が故に，無作為化対照試験を用いた評価はほとんど行われていない。しかし一方で，自助グループ（特に12段階プログラム）に関する観察データは相当数蓄積されており，その有効性を裏づける証拠となっている（Humphreys et al., 2004）。それらのデータと自助グループの高い評判からすると，本章に含めるのは当然である。

## 4.2 行動学的・心理学的手法

この節では，アルコール問題やAUDのハイリスク者（これらに発展する可能性があったり，いま存在すること）に対して，主に有効性について実証研究により支持された治療法を紹介する。ブリーフ・インターベンション（BIs），動機づけ面接法（MI），動機づけ強化法（ME），そして認知行動療法（CBT）が含まれる。これに続く節では，認知行動療法の拡がり（カップル行動療法，契約型マネージメントと地域社会による強化［コミュニティ強化］，再発予防）ならびに薬物療法について論じる。

### 4.2.1 ブリーフ・インターベンション

**定　義**

「ブリーフ・インターベンション」は，単一の構成要素ではなく，インターベンションの集合体のことを言う。名前から分かるように，ブリーフ・インターベ

ンションは伝統的な治療法に比べて所要時間が短い。例えばBaborら（1994）は，ブリーフ・インターベンションは所要時間にして助言セッション5分1回から，1時間セッションを3回程度までと示唆している。しかし大半は25分以内のものであり，1回のセッションとそれに続く1回かそれ以上のフォロー・アップ受診から構成される。ブリーフ・インターベンションの初回セッションは，対面式，コンピューター，電話，あるいはこれらの方法を組み合わせて実施される。フォロー・アップ受診は，一般的には対面式ではなく電話により行われる。

　喫煙習慣を変えるために，プライマリ・ケアやその他の医療場面においてブリーフ・インターベンションが利用されて，うまくいくことが分かった。アルコール使用のためのブリーフ・インターベンションは，おそらく，この公衆衛生モデルに最も密接に関連しているのだろう。1980年代初頭に，西ヨーロッパを中心に，アルコール・ブリーフ・インターベンションが飲酒パターンに対して適応されはじめ，この頃より科学文献においてこのアプローチに関する論文がみられ始めた。米国では1980年代の後半になって，この潮流がみられ始め，急増した。

　アルコール・ブリーフ・インターベンションは，実施時間で区別されるだけでなく，どのような患者集団をおもな対象にするかによっても区別される。ブリーフ・インターベンションは，主にアルコールに対する身体依存がない者を対象として評価がなされてきた（Whitlock et al., 2004）。したがって，アルコール・ブリーフ・インターベンションの効果が実証研究により支持されているというのは，アルコール依存ではない者を対象にした場合のものである。臨床研究者は，アルコール使用の問題というよりもむしろ健康上の問題が出てきた者に対して，プライマリ・ケアの場面や救急部門においてブリーフ・インターベンションを実施し，公衆衛生学的アプローチを用いて検証してきた。ブリーフ・インターベンションの適応をこれらの場面に限定した明確な理由はないが，ブリーフ・インターベンションに代表される「全人口」を対象とする介入は，通常こういった場面で実施されることが多い。また，プライマリ・ケアや他の医療ケアの場面は，アルコール・ブリーフ・インターベンションを実施するのに適した場所であるということも重要である。というのも，そのような医療施設に訪れる患者は，アルコール使用がさまざまな身体問題と関連しているために，危険な状態の飲酒であったり問題飲酒である割合が非常に高いからである。

　同様に，ブリーフ・インターベンションをアルコール依存の患者に実施した時には有効でないという実証的証拠はない。しかし少なくとも文献上は，アルコール・ブリーフ・インターベンションのアルコール依存患者に対する単独での治療（すなわち，ブリーフ・インターベンションが唯一の介入であって，より集中的で専門的なアルコール治療に患者が取り組むことを促す方法ではないような場合）としての有効性を評価したものはほとんどない。これにはいくつかの要因が考えられるが，その1つが臨床ガイドラインである。例えば，米国退役軍人局によるアルコール使用と関連問題の治療ガイドラインでは，アルコール依存と診断された者を専門治療に紹介することが推奨されている。アルコール・ブリーフ・インターベンションは依存ではない者にのみ考慮される。ここで触れるブリーフ・インターベンションのファミリーと動機づけ面接法（後述のように，これもブリーフ・インターベンションの一種と見なされるかもしれない）を除いて，本

---

*ブリーフ・インターベンションは，通常はアルコール依存の状態ではないが「危険な状態」にある飲酒者に対して，しばしば用いられる*

## 4. 治療

章で述べる他の治療法はアルコール乱用あるいは依存と診断された者にも適応可能であり，それが実証研究により支持されている。

### ブリーフ・インターベンションの目標

アルコール使用において，ブリーフ・インターベンションのおもな目標は患者のアルコールの消費の程度を「（アルコール関連問題の）危険」レベル以下に減らすことである。危険飲酒とはどのようなものか？　危険飲酒の閾値は世界各国でそれぞれ定義されてきた。米国国立アルコール乱用・依存症研究所（National Institute on Alcohol Abuse and Alcoholism: NIAAA，米国国立衛生研究所（U.S. National Institutes of Health）の1研究施設）により用いられ，米国で研究や臨床において広く使われている定義は，1日に男性で4標準飲酒，女性で3標準飲酒を超えないことである。1週間でのカットオフ値は，65歳までの男性では14標準飲酒，65歳までの女性や65歳以上の男性では7標準飲酒を超えないことである。第3章で述べたように，1標準飲酒は0.6オンスのエタノールに相当する飲酒用アルコールである（5%アルコール含有ビールにして12オンス，12%アルコール含有テーブルワインにして5オンス，あるいは，40%アルコール含有蒸留酒にして1.5オンスに含まれる）。またNIAAAにより「安全レベルの飲酒」についてのガイドラインも作成されており，それは「問題があっても，わずかな問題の原因にしかならないレベル」として定義されている（2007）。安全飲酒ガイドラインでは，具体的に，1日に男性で2標準飲酒，女性や高齢者では1標準飲酒を超えないように示唆されている。ただし，これら2つのガイドラインはともに一般健常者を対象にしていることに注意すべきである。すなわち，合併症（精神的，身体的），他の問題に対して投与されている薬物がアルコール（あるいは，また別の薬物）と好ましくない相互作用をする可能性，妊娠女性といった要因があり，このうち何が危険かについては個人差がある。興味深いことだが，危険と見なされる飲酒レベルと安全と見なされる量の間に隔たりがあるのは注目に値する。飲酒を減らすための明確な目標は，患者一人一人の状況に基づいて決めるとよい。

### 作用のメカニズム

ブリーフ・インターベンションは，問題行動を変化させようという気持ちを促して，その結果，行動変化を生み出す生来のコーピングスキルなどを利用する気にさせることにより，効果を発揮するものと考えられてきた。変化の起こる仕組みを説明する本仮説を直接支持する実証研究はないが，Bienら（1993）により発表されたアルコール・ブリーフ・インターベンションの効果に関するメタ解析は，6つの要素のうちの少なくとも2つが効果的なアルコール・ブリーフ・インターベンションには存在すると結論づけた。6要素はその頭文字をとってFRAMESと呼ばれ，次の「臨床のツボ」で説明する（FRAMESは本章の後半でも詳述する）。

---

ブリーフ・インターベンションの主要な目標は，アルコールの消費量を「危険」レベル以下に減らすことである

> **臨床のツボ**　FRAMES －アルコール・ブリーフ・インターベンションの「有効成分」
>
> F=Feedback（フィードバック）：本人に飲酒の危険性を強調してフィードバックする。
> R=Responsibility（責任）：変化を起こすか起こさないかは患者の選択であり，その責任は本人にあることを強調する。
> A=Advice（助言）：どの程度変化させたらよいのかについて明確に助言する。
> M=Menu（メニュー）：変化を起こすための方法をいくつか紹介する。
> E=Empathy（共感）：治療者が患者の考えと気分に気づいて理解しているところを見せる。
> S=Self-Efficacy（自己効力感）：患者は推奨される変化を起こすことができるのだということを理解させる。

アルコール・ブリーフ・インターベンションに関する総説は他にもあるが，そこでは，アルコール・ブリーフ・インターベンションの「共通の要素」を表す段階的な手順が抽出されている。1つの例は，NIAAAの「臨床家のためのガイド（2005）」に表されている「5つのAs（Five As）」である（下記「臨床のツボ」参照）。驚くことではないが，以下で示すようにこれらのいくつかはFRAMESの要素に類似している。5つのAsは本人に直接施されるようにデザインされており，これは，アルコール・ブリーフ・インターベンションの最も一般的な実施形態である。また，アルコール・ブリーフ・インターベンションはプライマリ・ケアの場面で行われることが多いので，本ガイドはプライマリ・ケアでの治療者を対象としている。患者との作業についての手順は他のヘルスケアの場面でも容易に適応できるだろうが，ここでは，プライマリ・ケアの観点からガイドに紹介された段階的手順を紹介する。

> **臨床のツボ**　5つのAs －アルコール・ブリーフ・インターベンションの共通要素
>
> 1. **Ask（質問）**－アルコール使用について患者に質問する。
> 2. **Assess（評価）**－アルコール乱用か依存の診断基準を満たすかどうか確定する。
> 3. **Advise（助言）**－患者のアルコール消費がどの程度か本人にフィードバックして，酒を止めるか減らした方が良いことを助言する。
> 4. **Assist（援助）**－患者にどの程度変化しようという気持ちがあるのかを確認して，どのような変化を目標としたら良いか適切な援助を与える。
> 5. **Arrange（アレンジ）**－必要に応じてフォロー・アップ受診を設定する。

> **臨床のツボ**　ブリーフ・インターベンションの実施が想定される場所
>
> ・プライマリ・ケア，一般開業医
> ・メンタル・ヘルス・クリニック
> ・専門医療機関
> ・アルコール依存症治療センター
> ・救急室

## 4. 治療

### 医療場面におけるブリーフ・インターベンションの実施

「5つのAs」で構成されるブリーフ・インターベンションの第1段階である**質問**（Ask）は，アルコール・ブリーフ・インターベンションの実施対象の候補者を決めることから始まる。この段階では通常，これまでに広く評価されている優れた簡易自己記入式の成人用アルコール・スクリーニング・ツールを用いる。その1つがアルコール使用障害質問票（Alcohol Use Disorders Identification Test：AUDIT）であり，巻末付録に収載した（103頁）。治療者は，スクリーニングの実施者（臨床家，あるいは，看護師，行動ヘルスコンサルタントなどのスタッフ）と対象患者を決めなければならない。例えばある診療所では，すべての初診患者を対象にサービスとしてスクリーニングを行うように決めるかもしれない（そして，おそらく毎年実施する）。またある診療所では，喫煙者，妊娠女性，若年成人（18〜30歳）といった高リスク群をスクリーニングするかもしれない。いったんスクリーニング・システムを構築したら，アルコール・ブリーフ・インターベンションの対象になる候補患者を同定していく。

患者はまず，アルコール飲料を摂取するかどうか質問される。「いいえ」であれば，スクリーニングは終了である。「はい」の場合，患者は，過去1年間に非常に危険な飲酒を行った日（前に定義されている）があったかどうか質問されるか，あるいはAUDITのような標準化されたスクリーニング・テストの全項目を記入するように言われる。質問されても過去1年間における重篤な飲酒の日があったと報告しなければ，治療者は，患者の性別・年代での危険飲酒の目安となる1日あるいは1週あたりのアルコール摂取量について助言し，もし医学的にみて必要ならば，断酒も含めて最小量での飲酒を勧める。治療者は患者に対して，どんな時でも飲酒について相談にのる用意があることを知らせておくべきである。NIAAAのガイドラインは，毎年あるいは必要に応じてより頻回にアルコール・スクリーニングを実施することを推奨している。

治療者は重篤飲酒について質問せずに，その代わりに，患者にAUDITのような標準化スクリーニング・テストを完成させてもらうという方法もある。そのような場合，テストでアルコール問題が否定的であれば，その患者は，過去に重篤な飲酒をした日がなかったと伝えた患者が受けるのと同じ助言と情報を受けることになる。NIAAAのガイドは，重篤飲酒に関する質問のみをスクリーニング・テストとして用いる選択肢も示している。しかしこの方法では多くの偽陽性のケースがでてしまう。すなわち（ハイリスクあるいは問題飲酒について）高感度だが特異的でないスクリーニングとなってしまうので要注意である。

もしすべてのスクリーニング法で陽性なら，次は，平均すると1週間に何日飲酒するか，患者の典型的な1週間のうち何日，危険で重篤な飲酒をするかを質問するように，NIAAAは示唆している。患者の回答は「介入前」のアルコール摂取レベルとして記録される。次の段階である**評価**（Assess）は，患者が現在（過去12カ月を含む），DSMやICD（第1章を参照のこと）のような確立した診断体系により正式に定義される「AUD」の状態にあるかどうか評価することから始まる。これには，診断基準に従ったアルコール乱用やアルコール依存症状の簡易なチェックリストが用いられる。例えばDSM-IV-TRを用いる場合なら，患者は，過去12カ月間に飲酒により以下の症状が繰り返されたか質問される：役割を果

> AUDITは問題飲酒者を同定するための簡潔なスクリーニング・ツールである

たせなくなる（家庭，仕事，学校での責務への影響），身の危険（飲酒と運転，機械の操作，水泳），触法行為（逮捕や他の法的問題），人間関係の問題（家族，友人）。これらの症状は明らかに DSM の乱用の基準である。同様に，アルコール依存であるかどうかも質問される。もし AUD の基準を満たさなければ，初めのスクリーニングで陽性であったことに基づいて AUD に発展する危険があると見なす。もし乱用や依存の基準を満たさなければ，現在 AUD の状態にあることになる。これで**評価**の段階は終了し，次の段階の**助言**（Advise）と**援助**（Assist）に進む。

評価の段階で患者を危険飲酒者と診断した場合には，**助言**と**援助**は以下のように進める。まず第 1 に，患者が医学的に安全なレベルを超えて飲酒しているという話も含めて，患者とともに評価結果を再検討する。このためには，患者の飲酒量と頻度が該当する性別人口のなかでどれほど普通のレベルなのか（より明確に言うなら，異常なのかを）示す円グラフを，患者に見せるのもよい。これは患者への一種のフィードバック（feedback）である。この目的に使用可能な男女別の円グラフを付録に載せた（104 頁）。その後，患者には，飲酒を完全に止めるとか危険レベル以下にまで減らすといった**助言**を与える。危険飲酒者がアルコールと相互作用を示す薬剤を服用中であったり，妊娠中あるいは妊娠の計画があるといった，アルコール使用が身体医学的または精神医学的に禁忌である場合には，断酒を助言する。NIAAA は，AUD の家族歴，高齢，飲酒に関連した怪我といったその他の考慮すべき点も指摘している。臨床家はフィードバックと助言を与える際に，患者と一緒に重篤飲酒の医学的な危険性を検討する機会を持つべきである。次の「臨床スケッチ」に，そういったフィードバックの例を紹介する。

治療者は，飲酒目標についてはっきりと助言した上で，患者の飲酒パターンの変化に向けた準備性がどの程度かを手短に評価する。そのためには，「飲酒を変えるつもりがありますか？」と簡単に質問するとよい。患者の反応を見て，飲酒に変化を起こす決心がついているかを判定する。現時点では飲酒を変えることを決心していないように捉えられる場合は，患者の健康が心配だともう一度伝えて，酒を減らす理由と比べてみて今のレベルで飲むことのどこがいいのか振り返るように，そして変化に際してどんなことが大きな障害になるか考えるように患者に働きかける。変化を起こす気持ちになった時には，治療者がそれを支援できることももう一度確認する。したがって飲酒について変化を起こす気がないようにみえる患者に対しての**援助**とは，変化を起こすことを検討してみるように，そして変化を起こす場合と起こさない場合の利益を対比してよく考えてみるように，治療者が患者に働きかけることである。**患者**が変化を起こそうと決心した時はいつでも，治療者が力になれることもはっきりと伝えておく。

治療者は，患者が飲酒について変化を起こそうという気持ちになっていると判断したならば，危険レベル以下に飲酒を減らすといった変化の目標を設定するように患者に働きかける。治療者は，患者が変化の計画を立てることを手伝うことになるが，その計画は変化を促すための手順を含むかもしれない。例えば，行きつけの酒場や酒飲みの友人との付き合いを避けること，どのようにして自らの飲酒の監視をしていくか，どのようにして「ハイリスク」の状況を切り抜けていくか（最初の行動の段階と同様に，これらは，昔の数々の重篤飲酒や問題飲酒に関

## 4. 治療

> **臨床スケッチ**
> **危険飲酒についてフィードバックする**
>
> 治療者：わが国（米国）の一般男性に比べてあなたの飲酒がどの程度なのかを見てみましょう。まず，この円グラフから約42％の人はこの1カ月間に飲酒しなかったことが分かります。あなたは，この円グラフのここの小さな箇所に入ってしまいます。5杯以上飲んだ日が1月に5日以上ある人は，たったの10％程度しかいません。あなたは，自分の飲酒量がこの10％に入ると思いますか？
>
> 患　者：いいえ，分かりません。僕は平均的な酒飲みだと，いつも思っています。妻はしばしば，どれだけ飲むのかと僕を責めますが。
>
> 治療者：もう1つ考えておかないといけない点は，飲酒が，現在あるいは長期的にどれだけあなたの健康を害するかということです。以前に言いましたが，国立衛生研究所の勧告によると，健常者が一度に5杯以上を飲むと，さまざまな危険が増加すると言われています。たくさん飲むと時に肝臓が悪くなることは多くの人が知っていますが，その他にも身体的危険が出てくることを多くの人は知りません。例えば，たくさん飲む人では，心疾患，高血圧，多くのタイプのがんやある種の脳卒中になってしまう危険性が高くなります。アルコールはまた，前からあった身体の病気を悪くさせることもありますし，多くの治療薬とも相互作用してしまいます。飲んでいる間に事故で怪我をする危険が高まることは言うまでもありませんし，アルコールの影響が残っているうちに車を運転すればもちろん危険です。
>
> 患　者：そんなにたくさんの危険があるのですか。
>
> 治療者：一度で理解するには情報が多いですね。飲酒の危険性についてさらに多くの情報が載っている小冊子をお渡ししますので，お持ち帰りになって読んでみて下さい。あなたが飲酒について変化を起こす気になったかどうか，またお話することにしましょう。どう思いますか？

連した状況に対する本人の対処法である），教育用資料を準備するといったことがある。これには，NIAAAや世界保健機関作成の「アルコールの真実」という解説パンフレットを用いてもよい。以上をまとめると，飲酒行動について変化を起こす気持ちになっている患者に対する**援助**の段階は，変化の目標，目標に到達する方法，変化に向けた経過をモニターする方法を，患者が設定することを援助することからなる。表7では，ブリーフ・インターベンションによって週に平均27ドリンクで，1回の飲酒機会にしばしば9ドリンクも飲むことが明らかになった男性患者について，（危険でないレベルへの）飲酒の減少あるいは断酒に向けた仮想の目標例を示した。

　NIAAAのガイドではフォロー・アップ観察の段階を**アレンジ**とは呼んでいないが，アレンジという呼び方は文献のなかにみられる。そこではただ，臨床手順の最終段階が患者とフォロー・アップ受診を**アレンジ**することであるということを意味している。この1回かそれ以上の受診のおもな目的は，前回の受診以降のアルコール使用状況を評価することと，第1セッションで設定した変化の目標に向けた経過を議論することにある。もし患者が設定した目標に到達したか，あるいは目標を維持しているようであれば，治療者は患者が目標を遵守し続けていることを誉めてやり支持する。またもし必要であれば，飲酒目標を再検討することも考慮する。また，もし変化の持続が困難になったり中断してしまっているならば，患者が治療者を受診するよう働きかけるように努める。以前にも述べたが，これに加えて，治療者は少なくとも年1回は患者にスクリーニング検査を継続す

| 表7　飲酒を減らすための目標例 | |
|---|---|
| ＜飲酒量を減らすため＞ | ＜断酒のため＞ |
| ・週に1回までしか酒場には行きません | ・酒を飲んで入り浸っていた場所には行きません（酒場，ジムの家，ボウリング場） |
| ・飲んでいる時は，アルコール飲料とソフトドリンクを交互に飲むことにします | ・友人と外出するときは，ソフトドリンクしか飲みません |
| ・アルコール飲料を飲む時は，少しずつ飲むことにします（決して，がぶ飲みはしません！）。1時間に1杯までしか飲みません | ・配偶者と友人に，私が断酒しようと努力していることを話します。そうすれば，私が飲みたい衝動に駆られても，彼らが私を助けることができます |
| ・1日に2杯までしかアルコール飲料を飲みません | ・週に少なくとも2回はAAミーティングに参加します |
| ・たくさん飲みたい誘惑に駆られたときは，友人と話すなどして，気をそらすように努めます | ・酒を飲まないことへの褒美として，何か楽しみを持つように努力してみます（テニスやサイクリングなど） |

るべきである。

　もしフォロー・アップ受診で，危険患者がもはや目標に達していないことが分かるか，いったん到達した変化を維持できていない場合は，治療者は患者に対して，変化することは本当に難しいことなのだということを認めてやるのがよい。同時に，患者が目標達成に向けた進歩を報告した場合は，治療者はそれがどんなものであっても励ましてやるのがよい。加えて，飲酒を減らすことに失敗した場合は，断酒試行期間の設定，第三者（例えば，配偶者や親友）の治療参加の検討，AUDの有無についての再評価が必要である。

　もし**評価**の段階が，患者がAUDを現時点で有することを示唆するなら，**助言**と**援助**の段階は次のように進む。治療者はまず，受診結果とそれに基づいた勧告を患者に伝える。例えば，「あなたが今日報告してくれたアルコール使用パターンの情報に基づくと，あなたはAUDに罹っている可能性があり，酒を止めることを勧めます（現在でも臨床家の多くが，断酒がAUD患者にとって最も安全な選択肢であると考えている）」と言う。また治療者は，AUDを患者の健康問題や他の心配事と関連させて説明するのが良い。このフィードバックを行った上で，患者と具体的な飲酒目標について話し合う。繰り返しになるが，この場合も断酒が適切な選択肢である。しかし患者が断酒を受け入れず，アルコールの乱用や依存も重症と判断されない場合には，節度ある範囲での飲酒（節酒）を許可され，飲酒の最終目標は「危険」だがAUDの診断はつかない患者向けに設定されるかもしれない。第3に，患者がアルコール依存と診断される場合はとくに，アルコール専門治療への紹介を考慮すべきである。同じ趣旨になるが，患者に相互自助グループとの関わりをもたせることも1つの選択肢である（本章の後半で述べる）。さらに，アルコール依存患者には離脱予防の薬物療法が必要になる可能性があり，アルコール依存治療の一部としての投薬が有用かもしれない（AUDに対するそのような薬物療法については本章の後半で紹介する）。最後になるが，フォロー・アップ受診をアレンジするべきである。

　危険飲酒者向けに述べたように，フォロー・アップ受診では，飲酒目標が達成

## 4. 治療

され維持されているかの確認に重点をおく。もし患者が目標を達成して守れているならば，治療者には，望ましい飲酒への変化を患者が継続して遵守していることを誉めて励ますことが求められる。嗜癖行動障害の専門家が患者の治療に携わっている場合は，治療者は専門家と連携してその患者への治療を調整すべきである。最後になるが，身体医学的あるいは精神医学的合併症には必要に応じて対処すべきである。

　もしフォロー・アップ受診で，患者が目標に到達していないか目標を維持できていないことが分かれば，治療者は，変化を起こすことが難しいことに理解を示すのがよい。また，危険飲酒者と協働するように，治療者は，患者が変化に向けて達成したどんな進歩であっても評価してやるのがよい。必要に応じて，治療者はいま一度，飲酒と他の問題（法的，社会的，職業的）とを関連づけて患者に説明してやるとよい。もしまだこれらの段階がなされていないならば，治療者はアルコール治療の専門家への紹介，相互自助組織の関与，重要な人物の参加，アルコール依存患者への薬物療法を考慮する。最後になるが，身体的あるいは精神科的合併症は必要に応じて対処する。

### ブリーフ・インターベンションを実施する際に患者と話し合う上での全般的課題

　前に言及したFRAMESの要素に通じるが，アルコール・ブリーフ・インターベンションに際しての患者との関わり方について重要な追加点がある。第1に，治療者は患者に話す時に客観的で自分の判断を挟まないアプローチをとり，インターベンションの一環として教育用資料を患者に提供する。第2に，ブリーフ・インターベンションは「患者中心」に行われるものである。すなわち，治療者が変化の道筋を決定するのではなく，患者がそれを決める。変化は患者の内面から生じるものである。次項で紹介する治療法，動機づけ面接法／動機づけ強化法においても，この点が十分に強調されるだろう。第3に，治療者は，変化についての責任を患者に持たせることである。最後に治療者は，患者が，アルコール使用を望ましいものへと変化を起こすことができるのだということを（自己効力感），再確認すべきである。

> ブリーフ・インターベンションは，患者中心で，判断を伴わず，しばしば教育的性格をもつ

### 4.2.2　動機づけ面接法／動機づけ強化法

#### 全般的な背景とメカニズム

　動機づけ面接法／動機づけ強化法に関する我々の議論は，CareyとMaisto（2006）の発表に基づいている。動機づけ面接法／動機づけ強化法では，William R. MillerとStephen Rollnickという2人の心理学者の業績がその基礎をなしており，20年以上も前から研究と臨床関連の文献が発表されている。動機づけ面接法／動機づけ強化法は，動機づけ心理学，社会心理学，心理療法の理論と実践が統合されて創設されたと言ってもよい。動機づけ強化法にも当てはまることだが，動機づけ面接法は，患者と治療者が互いに影響し合うという特徴をもつ手法であることに留意すべきである。加えて，動機づけ強化法では，飲酒行動とそれがもた

らす結末を手順に従って患者にフィードバックする。動機づけ面接法は，「心理的な葛藤を検討して和らげることにより，変わろうとする患者の内発的な動機づけを強めるための，患者中心の指示的な方法（Miller & Rollnick, 2002, 30頁）」と定義できる。動機づけ面接法／動機づけ強化法の基礎をなす論拠は，次の4つの主要な点に集約される。

> 動機づけ面接法の主要な論拠は4つに大別できる

1. 人は，自分の行動を変化させるための内なる資質を持っている。
2. その人が，変化することの利益と変化しないことの不利益を知れば（すなわち，その人が変化しようと動機づけられれば），その人はうまく変化しはじめ，その変化を維持することができる。
3. 行動変化の過程は，ProchaskaとDiClementeによる「変容の段階」モデル（Prochaska et al., 1992）に記述されている。現バージョンのモデルは5つの主要な段階を含んでおり，それは動機づけがない状態，変化の段階，変化を維持する段階へと至る。この5段階は，前熟考期－熟考期－準備期－実行期－維持期で表される（「臨床のツボ」参照）。患者が問題行動を変化させることについての前熟考期または熟考期には，治療者は，患者が変化を起こそうと決心して実行期に進むようにさせる。実行期には，目標達成のためにどのような行動変化を求められても，彼らの内発的な資質が働き始める。この「変容の段階」モデルは，臨床家に直感的にアピールするし，動機づけが治療の成功に重要であることを強調するのに役立つし，患者一人一人の必要性に合わせた治療プログラムを作成する際にも大きく影響する。しかしたいていのモデルと同様に，SOCモデルの特徴のいくつかが批判されている（例えば，Davidson, 1998; West, 2005）。これには，変化のための準備性がどの程度のものかを，別々の段階に分けて評価することへの懸念が含まれる。変化のための準備性は，分離した段階カテゴリーの1つの要素としてよりも，むしろ連続体の上にあると見なした方が良いと示唆されている（例えば，Carey et al., 1999; Sutton, 1996）。変化に向けた準備性のもの差しは（第3章で紹介され論じられている），変化を起こそうとする動機となる準備性が現時点でどの程度であるかを評価するための実践的道具である。変化に向けた準備性のもの差しは連続的な尺度であるので，患者を別々の段階に分類することに関連する問題を避けることができる。
4. 臨床家が遭遇する患者たちの，飲酒に変化を起こそうという準備性の程度はさまざまであろう。動機づけ面接法／動機づけ強化法は，患者の変化のための準備性の程度に応じて，患者を変化に向けて踏み出させて加速させるスキルの集合体と捉えることができる。

また動機づけ強化法は，効果的なアルコール・ブリーフ・インターベンションの構成要素を中心にして体系化されている。本章の前半で概説したように，これらの機能的要素はFRAMESの略語で要約されてきた。Fは，その人がその行動を続けることで起こりうる危険をはっきりと認識させるために，本人にその行動を客観的にフィードバック（feedback）することを言っている。Rは責任（responsibility）のことである。変化を起こすか起こさないかはその人の選択であ

### (巻末付録より) 変化に向けた準備性のもの差し

下に示したもの差しで，あなたがいま現在変化することについてどのように感じているかを最も表している数字に○をつけなさい。

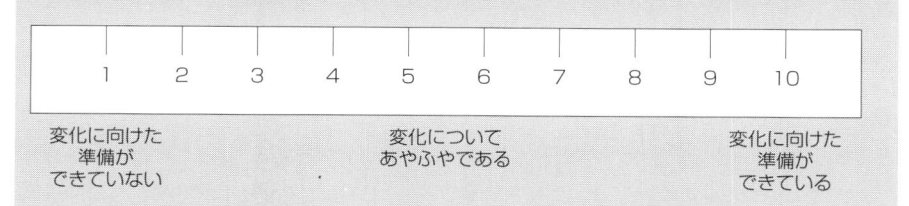

```
| 1  2  3  4  5  6  7  8  9  10 |
```

変化に向けた　　　　　　変化について　　　　　　変化に向けた
準備が　　　　　　　　　あやふやである　　　　　準備が
できていない　　　　　　　　　　　　　　　　　　できている

変化する気持ちになっていない―変化することに確信が持てない―変化する決心がついている

### 臨床のツボ　変化の段階

**前熟考期**―問題の存在を積極的に認めて変化するつもりがない。
**熟考期**―変化を起こすことについて考えるが，積極的に行動を変えることはしない。
**準備期**―変化する意思があり，行動をおこす準備ができている。
**実行期**―積極的に行動に変化を起こす。
**維持期**―変化を維持し，および／または，問題のあった以前の行動に戻らないようにする。

り，いったんそのことを決めたら，その責任は本人が負うことになると明確に認識させる。Aは助言（advice）のこと。変化がその人にとって一番ためになることか，もしためになるならば，どれくらいの変化がよいのか直接助言する。Mはメニュー（menu）のことを表す。変化を起こすための選択肢をいくつか患者に提示すべきである。Eは共感（empathy）のことを言う。大まかに言うと，患者の立場に立って考える能力，その結果，患者の考えや気持ちに敏感になることを指す。動機づけ強化法では共感を技法として応用することがあるが，これについてはあとで詳細に論じる。最後のSは，自己効力感（self-efficacy）のことを表す。自分は望ましい変化を起こすことができるのだという信念を，患者に教え込むことである。

動機づけ面接法／動機づけ強化法は，（a）変化への動機をもたせて，そして，（b）変化への決心を強固なものにする「（伝統的なアルコール治療にかかる期間に比べて）短時間ですむ」介入である。ここでは動機づけ面接法に焦点を絞って論じる。なぜなら，動機づけ面接法がこの動機づけ介入の唯一の，あるいは（動機づけ強化法にとっては）主要な構成要素であるからである。

動機づけ面接法は3つのレベルで記述できる。第1は，動機づけ面接法の「精神」である。それは協働的で，患者中心で，変化を起こすことについての患者の葛藤に働きかけることを意図している。この葛藤は，病的なものというより予期されるものと見なされ，変化の過程における正常な部分である。第2に，動機づけ面接法は5つの原理により規定できる。その原理は，共感を表現すること，言動の不一致を認識させること，意見の押しつけを避けること，抵抗に巻き込まれ転がりながら進むこと，自己効力感を支援することである。第3に，動機づけ面接法は目標に到達するための一連の技法としても規定できる。

### 動機づけ面接法の精神

> 動機づけ面接法の精神を理解することが，それを利用していく上で重要である

動機づけ面接法は**協働的**な介入である。治療者は患者とともに取り組むのであって，患者に対して何かを施すのではない。加えて治療者は，患者が変化を起こすことについて，通常患者の相談にはのるが指示はしない。「協働的」とは，患者が変化に向けて受け身ではなくむしろ主体的に取り組んでいくように，治療者が患者に働きかけることでもある。何が問題で，なぜその問題を変化させることが大切なのか，どうやって変化を起こすのかといったことについて，治療者は患者に教えてはいけない。むしろ，行動に変化を起こすことについてのこのような推論は，患者の側から出てくるべきものである。

動機づけ面接法は**患者を中心**にした介入である。上述の協働作業についての論議から分かるように，「患者中心」とは，患者が何を変化させたいのか，それはなぜなのかを治療者が知ろうとすることである。さらに治療者は，何らかの外的基準により患者がどうあるべきかを考えるのではなく，患者自身の目標が何なのかを特定する必要がある。加えて，どんな変化の計画を立てるにしても，それは問題となっている患者に合わせて作る必要がある。すなわち治療者は，その患者にとって最もうまくいく可能性のあることを特定して，患者が受け入れるであろう変化の計画を決めるのである。

---

#### 臨床スケッチ
##### 治療セッションにおける FRAMES の利用

治療者：肝機能検査の結果からすると，どうやらお酒が原因で肝機能障害になっているようです。(Feedback フィードバック)

患　者：えっ。健康を害するほど飲んでいたとは思ってもみませんでした。

治療者：なるほど。今回の結果を聞かれてどうされるかは，あなた次第です。あなたが変えたいのかどうか考えてみることです。(Responsibility 責任)

患　者：変えるのに，どこから始めたらいいのか見当もつきません。なにしろ私は高校以来，毎日飲んできたのですから。

治療者：あなたがやれる方法はいくつかあります。ある人にはうまくいかない方法でも，他の人にはうまくいったりもします。お酒を減らしてみるよう努力することもできますし，すぱっと止めてしまう方法もあります。いつも時間をつぶす場所を変えることを考えてみるのもひとつですし，一緒に過ごす人を変えてみるのもひとつです。(Menu メニュー)

患　者：肝臓を悪くした今となっては，私は何もかも変えなければいけません。考えることがたくさんあります。

治療者：あなたは，ご自分の健康状態をお知りになって，生活を大きく変えるにはどうすればいいか考えていかなければいけませんし，少々参っておられるかもしれませんね。(Empathy 共感)

患　者：変えられないのではと，とても心配です。

治療者：確かあなたは，息子さんとキャッチボールをするといつも息切れを感じるようになって，禁煙したと言われていましたね。ご自分の喫煙習慣を変える動機と理由があったのです。きっとあなたは，飲酒習慣を変えていくにも，禁煙した時と同様なご自分の力を使っていくことができるでしょう。(Self-Efficacy 自己効力感)

患　者：そうなんです。禁煙は，私がかつて成し遂げたことのなかで最も困難なことのひとつでした。でも，どういうわけかできました。ほぼ3年間，たばこを手にしたこともありません。

動機づけ面接法では，治療者は患者の心理的葛藤を探して和らげる。この場合の葛藤は，ある行動を変化させたいという欲求と，変化させたくないという欲求が，大まかに言って均衡している状態である。事実，動機づけ面接セッションには，変化を起こす理由を支持してこのバランスをひっくり返そうという目標があるかもしれない。だから治療者がしばしば言うのは，患者の動機が欠如している状況は，変化することについての損得勘定のバランスがとれている状態にあることとして，より前向きに理解できるということである。治療者がどのように葛藤に応じるかが，変化の損得勘定のバランスがどのように変化するかに影響する。実際，動機づけ面接法において，患者とより直面的に関わることが（例えば，患者にアルコール問題が存在すること，その問題と向かい合う時期に来ていることを直接言うこと），バランスを同じところにとどまる側（すなわち，変化しない側）に傾けてしまいがちであろうと推測される。

## 動機づけ面接法の5つの原理

　動機づけ面接法の5つの原理は，治療者が患者と情報を交換しながら全般的に関わっていく上での指針になる。それは，共感を表現すること，言動の不一致を認識させる，治療者の意見の押しつけを避ける，抵抗をあるがままに受け入れること，そして，自己効力感を支援することである。

　<u>共感を表現する</u>。動機づけ面接法は，共感により，より確実に患者中心のものになる。治療者が共感を表現するということは，治療者が患者との行動や関わりを通して，患者がその時点で問題行動を変化させることについてどのように考え感じているかについて，治療者がどのように認識しているかを患者に示すことを意味する。治療者は，予測される変化の経過に基づいて患者に関わるなどして，自分の意図を押しつけようとしてはいけない。むしろその時点での変化についての患者の考えや気持ちに応じて対応するべきである。このような共感的治療スタイルは，患者が問題確認することを促す可能性があるが，直面的な治療スタイルは，治療者との議論や治療者の言葉を遮り無視することを促してしまう可能性があることを示す研究がある（Miller et al., 1993）。本章の後で示す「臨床スケッチ」で，共感を利用した治療セッションを紹介する。

　<u>言動の不一致を認識させる</u>。動機づけ面接セッションで，治療者は，患者が言明した目標や望ましい行動（「どこに私は居たいのか」）と実際の行動（「どこに私は居るのか」）の間に存在する隔たりを認識するように働きかけていく。患者がそういった言動の不一致を認識することなしに，問題行動を変える動機を持つことはほとんどないであろうと予想される。

　<u>意見の押しつけを避ける</u>。治療者は，とりわけ患者が葛藤している時に，患者は変化する必要があるのだと強く主張するのを避けるべきである。変化を促すすべての取り組みは，命令ではなく示唆的になされるべきである。もし治療者が患者に対して強制的で論争的になれば，患者は変化を起こすことに対してより激しく「抵抗」する可能性がある。

　<u>抵抗に巻き込まれ，転がりながら進む</u>。この原理は意見の押しつけを避けるという考えに従っており，動機づけ面接法の他の特徴についての議論のなかでも，これまでに何度か言及している。患者が特定の行動に変化を起こすことについて

動機づけ面接法の5つの原理

葛藤している時に，あるいはもっと簡単に言うなら変化の目標を決めるに際して，治療者は患者に対して直面的で指示的な関わりをすべきでない。むしろ治療者は，患者が葛藤を探し，その過程を通して変化によりもたらされるはっきりとした利益を認識する助けになるように，**振り返り**（動機づけ面接法の技法として後に論じる）を用いるのが良い。このようにして，治療者ではなく患者が，変化が自分にとって望ましい道であるという結論を出すであろう。

<u>自己効力感を支援する</u>。この動機づけ面接法の原則は，患者が望むように行動を変化させることができ，そのような変化を起こすスキルを持っているのだという信念を，治療者が患者との関わりにおいて支援することを意味している。

おそらく動機づけ面接法は，本書で紹介される他のどんな治療法よりも，治療者が患者と互いに影響し合っていくという推奨スタイルと気構えにより特徴づけられている。動機づけ面接法は，伝統的な「治療者中心の」直面法の明確な代替え手段となるものであり，治療者は患者と影響しあいながら患者の葛藤（あるいは抵抗）に反応する。このため，動機づけ面接法は，当初よりアルコールの臨床家や臨床研究者から広く注目を集めた。

### 動機づけ面接法の技法

他の治療法と同様に，動機づけ面接法は技法や行動により構成されており，治療者はそれらを使って治療目的を達成する。動機づけ面接法では，これらの技法は，治療者が患者と会話しはじめる方法と，患者の話す内容にどのように反応するかに重点が置かれている。以下で詳述するが，動機づけ面接の技法の中核になる要素のいくつかは，その頭文字をとって **OARS** という略語で表される。

**開かれた質問**（open-ended questions）。治療者は，患者に自由回答を求める質問形式で尋ねるべきである。これは，大まかに言うと，「はい」「いいえ」のような一言では答えにくい質問と定義される。自由回答の質問はしばしば，なぜ（why）（「なぜ，飲酒があなたにとっての心配事になるのか？」），何（what）（「何が，飲酒を変えることのプラス点だと思いますか？」），どのように（how）（「変化を起こすことについて，どのように思いますか？」），いつ（when）（「いつが，始めるのにいい時期だと思いますか？」）から始まる。患者が，治療者の自由回答の質問にちゃんと答えるためには，これらに関連する自分の考えや気持ちについて少々詳しく言い表さなければならない。患者は自由回答の質問に回答する過程を通して，変化に関しての適切な決断に向けて，変わることについての気持ちと考えを模索し始めることになろう。一方，閉じた質問に答えるのでは，変化についてそのように自分で模索する機会にならない傾向にある。

---

**臨床のツボ**　OARS－動機づけ面接法の主要な要素

**O=Open-ended questions 開かれた質問**：詳細な回答を引き出す質問をする。
**A=Affirmations 肯定**：クライアントに内在する力や努力を強調してみせる。
**R=Reflections 振り返り（反映）**：クライアントの言葉を振り返り，さらなる情報を見つけ出す。
**S=Summaries 要約**：クライアントの話を治療者が理解していることを示して，次の話題に移る。

肯定（affirmations）。「肯定」とは，治療者が，患者の変化に向けての強みや長所，目的，成功，努力を認めることである。治療者は，患者を全般的に肯定するよりも（「今週，あなたは何てよい仕事をしたのですか！」），むしろ具体的なことについて肯定した方がよい（「今週，あなたはアルコールの使用量を10ドリンク以下に保つために一生懸命頑張ったように見えます」）。

振り返り（reflections）。振り返りは，動機づけ面接法のきわだった特徴である。治療者が患者との関わりのなかでこの技法を利用するのは，共感を表現して，患者から変化についての感情表出を最大限に引き出すためである。振り返りは，患者が意味したことについて推測したり発言することであり，質問するのではない。いくつかの型の振り返りがある。それには，患者の発言を単純に繰り返すこと（「今日は気が重いのですね」），言い換えや見直し（「旦那さんがあなたの飲酒に苦しんでいるということは，あなたが自分の飲酒にどれだけ苦しんでいるかをいっそう考え始めているということなのでしょうね」），二面性（「一方ではあなたはお酒を飲む時に感じる社会的な安らぎを楽しんでいるように見えますが，他方では酒なしで社会的にやっていけるだろうかと思い始めています」）などがある。以前に記したように，振り返りは，特定の行動についての患者の考えと気持ちをより良く理解するために用いられる。チェンジ・トーク（change talk：変化を指向する言葉）に向けた会話ガイドとしても使えるが，この点は後で論じる。

要約（summaries）。要約は，動機づけ面接法の重要な要素であるが，十分に活用されていないことが多い。要約は，患者に治療者が自分の発言を理解してくれているということを確信させるために，患者との会話に沿って重要な課題を見つけ出して新しい話題へと繋いでいくために，動機づけ面接のセッションで戦略的に用いられる一連の振り返りとして定義できる。

OARSの技法は，治療者が，患者に動機づけ面接セッションの目標に到達するよう手ほどきするという行動に重点をおいて，患者を変化へと向かわせる。DARNと略される技法では，「チェンジ・トーク」（下の「臨床のツボ」を参照）

---

**臨床のツボ** DARN−チェンジ・トークに耳を澄ませて聞き取る方法

**D=Desire 欲求**：治療者は，患者の変化したいという欲求を知らせる発言に注意を払っておくべきである。明確に述べられる場合もあるが（「酒を止めたい」），より捉えにくく曖昧な表現であることもある（「生活のなかで変化しなければいけないことがある」）。

**A=Ability 能力**：治療者はまた，患者が気づいた変える能力に関する患者のコメントに同調する必要がある（「私は禁煙したんだ，お酒を減らすことがそれより大変だってことはないよ」）。

**R=Reasons 理由**：治療者は，なぜ患者が変化を起こすのだと言っているのか，その理由に注意を向ける。患者によって理由は異なるが，往々にしてそれらは，健康に悪いというものや（「酒で肝臓を悪くすることが心配だ」），あるいは，大量アルコール摂取による社会生活への影響であったりする（「飲んだ時にしでかした私の振る舞いで，何人かの友人を失ったことがあったと思う」）。

**N=Needs 必要性**：DARNの最後の文字は，変化の必要性を表している。患者が表している発言に聞き耳を立てて，いくらか変化しなければと患者が切羽詰まっている様子を捉えることを言う。例えば，「酒を止めなければ，子どもに会うこともももう2度とかなわないだろう」や「ほとんど毎朝二日酔いで，起きた時から疲れ果てている」といった具合である。

を聞き取るために耳を澄ます治療者の技法が強調される。

なぜ，チェンジ・トークを聞くために耳を澄ますことが重要なのか？ 動機づけ面接の方法に従うと，チェンジ・トークは変化を起こすための行動連鎖の始まりなのである。この連鎖の第2段階は患者が変化することを決心することであり（「私は酒を飲むのを減らします」），決心すること自体が変化を起こすための行動につながるのだと推測されている。

治療者がチェンジ・トークを確認する時は，当然，チェンジ・トークに対して効果的な方法で応える必要がある。すなわち，患者が変化することを決心する方向に進んでいくのに役立ちそうな方法で，チェンジ・トークに応じる必要がある。動機づけ面接法では，チェンジ・トークに効果的に応える方法がいくつか示唆されている。これらは，振り返り（「たくさん飲むことのつけが大きくなりつつあるようですね」），より多くの情報について質問する（「変化することがあなたにとって理にかなっている他の理由を言ってもらえませんか？」），そして，要約の利用（「患者のチェンジ・トークを通して表出された論題を集めて繰り返す」）である。チェンジ・トークに耳を澄ませて聞くことと，共感的傾聴を用いることが，次の「臨床スケッチ」で示されている。

次の臨床スケッチに，動機づけ面接法／動機づけ強化法のいくつかの原理を取り入れた。治療者が開かれた質問から始めて，肯定，振り返り，要約を用いていることに注目して欲しい（OARS）。治療者の反応の大半は，質問というよりむし

### 臨床スケッチ
#### 共感的傾聴とチェンジ・トークに聞き耳を立てる

治療者：先週，私はあなたに，ご自分の飲酒が他の人に比べてどの程度なのかをお示ししました。そのことについて，あなたは考える時間をもたれたでしょうか？ あのフィードバックについてどのように感じられましたか？

患 者：ええ，私は，自分の飲み方が，他の誰かと違うとはこれっぽっちも思っていなかったのです。私の友人はみんな，私が飲むのとほぼ一緒くらいの量を飲みます。たくさんのお金をビールに使っているのは分かっていますけどね。

治療者：そうすると，あなたは，お酒に費やしたお金のことを心配されているのですね。

患 者：もちろんです。けど，実はそれが一番の問題ではないのです。心配なのは，それで，子どもに対してどんなメッセージを送っていたかということなのです。子どもたちには，私がアル中だと思ってもらいたくないのです。

治療者：あなたは，子どもさんにアル中だと思われているのではと心配なのですね。

患 者：ええ，たぶん私はアル中なのでしょう。どうも，平均的な男より，ずっとたくさん飲んでいるようです。そうでしょ？ けど，この1週間ね，自分がどれだけ飲んでいるのか，本当に注意を払う努力をしてみたんですよ。

治療者：それは，素晴らしいスタートだ。どれだけ飲んでいるのか，もっと注意して見ていくことです。

患 者：酒が自分の健康に何らかの影響を与えているのは十分分かっています。

治療者：あなたは，大切なことをいくつかお話しされました。お酒にいくらお金を使ったか，お子さんがどう思われているか，自分はアル中なのかどうか。そして，酒があなたの健康にも影響を及ぼしているのではないかとも心配されているわけですね。

患 者：子どもが一番大切なんです。子どもたちには，私のようにはなって欲しくない。私は，自分が変化できることを知っています。そして私は，子どもたちのために変化する必要があるのです。

ろ言明(振り返り)の枠内に収まるものである。これは共感を表している。すなわち,治療者が患者の話を聞いているところか,聞き終えたということを表している。治療者がそのように言明することで,患者は尋問されているかのように感じることもなくもっと話しやすくなる。また注目すべきことに,治療者がフォロー・アップするのに選んだ言明の多くは,「チェンジ・トーク」とみなされることになる。変化を起こすのだという患者の言明はそれぞれ,DARNの4カテゴリー(欲求 desire,能力 ability,理由 reason,必要性 need)のいずれかに分類される。

　もちろん,患者が動機づけ面接セッション中に,たとえあったとしても,ごく僅かしかチェンジ・トークを表さないこともある。その場合には,動機づけ面接法のうちの指示的な部分が,チェンジ・トークがより頻回になるような会話を形作るために作用し始めるかもしれない。共通して用いられる技法に含まれるのは,選択的振り返り,選択的な詳述のリクエスト,また,特に患者がチェンジ・トークをしようとしない時には,チェンジ・トークを促すための課題を利用することもある。そういった課題の1つが意思決定の天秤である。そこで治療者と患者は,その行動を変えることの利益(良い点)と損失(悪い点)だけではなく,変えないことの利益(良い点)と損失(悪い点)を系統立てて探索する。意思決定の天秤は第3章で非常に詳細に論じられている。付録に意思決定の天秤課題を掲載しておく(97頁)。

**概　要**

　要約すると,動機づけ面接法は,患者からチェインジ・トークを引き出すことを目的にしたいくつかの技法(OARS)から構成されている。約束は行動につながる。これらの技法は,患者中心で,そして自分が望むような行動へと変化を起こす能力があり,自分の責任で変化させる力を患者が持っていることが強調されるような,治療者と患者の対人関係のなかで適用される。この意味で,動機づけ面接法/動機づけ強化法が奨励している治療者-患者の関わりの形は,どんな方法の対人関係心理療法に用いても役立つだろう。動機づけ面接法にをさらに深く勉強することに興味をもった読者のために,優れた本を何冊か参考図書として推薦した(例えば,Center for Substance Abuse Treatment, 1999; Miller & Rollnick, 2002; Rollnick, Mason & Butler, 1999)。

## 4.2.3　認知行動的アプローチ

　アルコールや薬物の使用障害に対する認知行動療法(cognitive-behavioral therapy: CBT)は,そのアプローチの仕方によって期間,形式,内容,実施場所などが異なってくる。しかしこれらのアプローチには,共通した2つの重要な要素がある。1つは,患者の欠点に対応するために,コーピングスキル・トレーニング的な方法が盛り込まれているという点。2つ目は,認知行動療法的アプローチでは社会認知理論(Bandura, 1986)が応用されていることである。また認知行動療法は,単に飲酒の改善だけに焦点をあてているのではなく,むしろ患者の生

活機能全般を扱っているために、治療の対象が広範であることにも留意しておいた方が良い。認知行動療法の理論的な基礎を学んでいくなかで、これらの点がより明確になるであろう。

## 理論的な基礎

認知行動療法の理論的な基礎

　社会認知理論は社会学習理論から派生しており、これら両理論はAlbert Banduraが中心となって構築したものである（1969, 1977, 1986）。社会学習理論によると、人間の機能は、外的刺激になる出来事、内的処理過程と調整コード、そして強化反応とフィードバック・システムによって行動が規定されるような相互に関連した制御系に影響を及ぼす。この人間の性質についての基本的概念は過去40年間、変わっていない。

　現在の社会認知理論には、認知行動療法的アプローチの理解に関わる4つの重要な要素がある。第1は**分化強化**である。これは、刺激条件に依存する行動に及ぼす影響を利用することである。「刺激条件」は広く「設定状況」を規定する。分化強化は、正の強化、負の強化、罰、あるいはこの3つの事象を止めることに関与するかもしれず、しばしば外的環境から直接生じる。また分化が行動に及ぼす影響は、外的原因に由来するか、自己管理されているか、あるいは代理として生じるかもしれないことに留意しておくことも重要である。

　第2の主要要素は**代理学習**である。これは、他者の観察を通しての学習、あるいは、話し言葉や書き言葉といった言語手段によるコミュニケーションを介しての学習のことをいう。じかの体験による学習とは対照的に、社会学習理論が社会認知理論へと展開するなかで代理学習はずっと重要な役割を担ってきた。

　第3の主要要素は**認知過程**である。これもまた、初期に比べて最近の社会学習理論／社会認知理論において、より重要性を増してきた。認知は、状況的な出来事と行動の間をつなぐものと見なされている。環境から得られる重要な情報は、それが行動に及ぼす影響である。したがって（行動の帰結を）**予期すること**は、行動を制御する上で重要な役割を果たす。これに関連するもう1つの概念が自己制御機能であり、このために**自己効力感**が行動する上で重要になってくる。

　最後の主要要素は、**相互決定**である。これは最近では、人物、環境、行動は互いに連動した決定因子であるという3者相互依存ともいえる考え方になってきている。これら互いに相関する要素の一つ一つがどの程度影響し合うかは、置かれている状況と問題となっている行動により決まってくる。さらに、「人物」の要素は主に認知過程に影響する。

## 社会認知理論／社会学習理論による認知行動療法の基礎

　物質使用や障害への認知行動療法的アプローチは社会認知理論／社会学習理論から非常に大きな影響を受けてきた。このことは、次の「臨床のツボ」（Marlatt & Gordon, 1985, 9-10頁より改変）に示す9つの主要点からも分かる。

## 4．治　療

> **臨床のツボ**　認知行動療法の基礎となっている9つの主要な点
>
> 1. 嗜癖行動は，経験により身についてしまった不適応行動の範疇に入る。生物学的要素により嗜癖になりやすくなるかもしれないが，物質使用パターンは学習されるものである。
> 2. 嗜癖行動は連続使用により生じる。
> 3. 連続使用は，すべての段階で学習原理の影響を受ける。
> 4. 嗜癖行動は，他の習慣と同様，解析可能な経験により身についた習慣である。
> 5. 嗜癖行動の決定因子には，状況や環境因子，信条，期待，家族歴，これまでの物質使用の経験などがある。物質使用がもたらす影響もまた嗜癖行動を制御する。
> 6. 嗜癖行動が形成されて行為に及ぶには，社会的要因が重要な役割を果たす。
> 7. 嗜癖行動はストレス状況下でしばしば出現する。その意味で，嗜癖行動は不適応的な対処反応の表れである。
> 8. 嗜癖行動に及ぶことで望み通りの効果が得られると期待することにより，嗜癖行動への衝動は強烈に掻き立てられる。(物質使用に頼らなくても状況に対処できるという) 自己効力感も，物質使用の行動を左右する因子である。
> 9. セルフマネージメント・プログラムにおいて新しいスキルと認知の方法を身につけることにより，嗜癖行動を変化させることができる。新たな行動は，認識と意思決定という患者の認知過程の制御下で形成され，その結果，行動を変化させて維持していく責任を患者が負うようになる。

### 認知行動療法の機能的成分

　認知行動療法に特徴的であり，行動を変化させるように働いていると考えられている「機能的成分」がある。以下の「臨床のツボ」でこれらの機能的成分を詳述する。

> **臨床のツボ**　認知行動療法における機能的成分
>
> 認知行動療法に特有の機能的成分：
> ・物質使用の機能分析
> ・渇望の認識と対処，物質使用についての期待の制御，問題解決，緊急事態での対処手順の計画，一見したところ不適切な決定の認識，断る技術などについての個別化された訓練。
> ・物質使用に関連する患者の認知プロセスについての診察。
> ・過去と将来のハイリスクな状況を質問して特定すること。
> ・追加セッションでのスキル遂行の奨励と復習。
> ・セッションでのスキルの練習。
>
> 認知行動療法の一部となり得るが，認知行動療法に特有ではない機能的成分：
> ・患者の治療目標についての相談，再検討，再設定。
> ・(一次的なものよりも) 他の物質使用と全般機能についての観察。
> ・強固な治療関係の確立と維持。
> ・家族の支援と治療への参画についての評価。

### 作用のメカニズム

　物質使用障害への認知行動療法的アプローチでは，(物質使用を減らすか止めるかを目的にした) コーピングスキルの習得とそのように変化を起こすことができるという自己効力感の変化を介した治療の結果，物質使用に変化が生じるのだという仮説がある。しかし，この仮説を検証する多くの研究にもかかわらず，仮説を支持する証拠はほとんどない (Morgenstern & Longabaugh, 2000)。ここでは，

認知行動療法的アプローチの特殊型（例えば，カップル行動療法，契約型マネージメントと地域社会による強化［コミュニティ強化］，再発予防）を概説していくなかで，物質使用パターンを変化させるのに有効であると考えられる作用メカニズムを扱っていく。

### 認知行動療法の基本的な方法

> 基本的な認知行動療法の方法

ここでは，これまでにみてきた概念に基づいて認知行動療法の特徴を述べる。基本的な認知行動療法では，物質使用の機能分析とコーピングスキル・トレーニングに焦点が絞られている。基本的な認知行動療法はさまざまな形式（グループか個人）で行われ，異なった期間やセッション数で行われる。ごく最近の認知行動療法は，意外なことに，以前のものより所要時間が短くなってきている。例えば，ここでの議論でたくさん紹介されている Carroll のマニュアル（1998）では，必要に応じて 1 セッション追加されるとしても，通常は 1 時間セッション 11 回で治療計画が作成される。臨床的に必要なら臨時セッションが追加される。この治療期間と構造からすると，より伝統的で「専門的な」物質乱用治療の領域に重点をおいて認知行動療法をみていくことになるだろう。これは，動機づけ面接法やブリーフ・インターベンションとは対照的である。概してこれらは 1 回のセッションと 1 回以上の短いフォロー・アップ受診からなり，プライマリ・ケアや医療救急部門などのさまざまな場面でも実施可能である。動機づけ強化法でも，通常 2 回のセッション（これに 1 回の評価セッションが加わることもある）とフォロー・アップ受診であり，物質乱用に対する治療場面以外でも実施される。

> 飲酒の機能分析を実施することが認知行動療法の中心になる

**機能分析．** 認知行動療法では，治療デザインや物質使用障害の生物心理社会モデルを一人一人に応じて記述していくアプローチをとっている。このため，対象患者の物質使用の状況と関連する領域での機能を多次元的に評価することが，認知行動療法の基盤になる（第 3 章を参照）。患者を最初に評価する際には機能分析が重要であり，これが認知行動療法的介入に「行動療法的な」独特の影響を与える。機能分析はこれまでにさまざまなやり方で規定されてきている。例えば，機能分析がアルコールや他の薬物依存の治療に適用される場合，しばしばその行動に先立つ生物心理社会的状況（行動に先行する刺激）とその影響（行動が出現するのは短期的か長期的か）に着目する。ここで重要になる行動はある種のアルコール使用パターンであり，それは通常，患者を治療に導入するのに大きな役割を果たす性質のものである。

アルコール使用は，（臨床場面ではしばしば「引き金」と呼ばれる）特定可能な先行刺激とそれがもたらす結果に影響を受ける自発的行動であると考えられる。このため機能分析がとても重要になる。機能分析を行うことにより，アルコール使用パターンを修正するための先行刺激と結果の詳細な修正計画を設定できるので，治療が前進するのだと考えられる。機能分析はまた，先行する特定の状況下でこれまで飲酒していたのに代わって，より健康的で報酬的（「強化する」）である可能性の高い対処法を見出すのに役立つかもしれない。この背景には，将来，飲酒に代わる対処法が出てくる可能性が高くなるだろうという考えがある。このように機能分析を行うことにより，患者一人一人に応じたコーピングスキルや問題解決訓練を立案するのに必要な情報が得られるので，機能分析は基本認知行動

療法において非常に重要である。

第3章でも論じたように，臨床現場では，機能分析を完成させるために標準化された評価尺度を用いることもできる。このためのワークシートを付録に収載した（102頁）。ただし実際には，臨床場面での大方のケースでは機能分析は面接により行われる。次の「臨床のツボ」でこの過程を紹介する（Center for Substance Abuse Treatment, 1999に基づく）。

> **臨床のツボ**　臨床場面で機能分析を行う
> 1. 紙に2つの欄を描き，「引き金」と「効果」という見出しをつける。そして，「アルコール使用が，あなたの残りの人生にどれほど見合ったものか見ていきましょう」と言う。
> 2. 飲酒に先立つ状況を特定する。「過去にお酒を飲んだり薬物を使用した際に最もよくあった状況，あるいは，もっと飲みたくなったり使いたくなる傾向にあった時のことについて，私に教えて下さい。これらは，あなたが特定の人と一緒にいた時かもしれないし，特定の場所にいた時かもしれない。あるいは，1日のある時間帯かもしれないし，あなたが普段とは違う感覚をもった時かも知れない」。患者の反応を振り返りながら聞いて，それぞれ先立つ状況を「引き金」の欄に書き留める。
> 3. 患者が引き金をすべて報告し終わったところを見計らい，飲酒や薬物使用のどんなところがいいのかを質問する。これは，患者が物質の効果についてどんな期待と認識を持っているかを引き出すためであり，必ずしも，実際に物質を使用した結果でなくてもよい。「効果」の欄に，患者が望む結果をそれぞれ書き留めておく。
> 4. 患者が先立つ状況と影響を報告し終えれば，どのようにして，ある引き金が特定の効果を導くのかを指摘する。患者に，いま作成した2つの欄から引き金と効果の「組み合わせ」を同定させる。

コーピングスキル・トレーニング。コーピングスキル・トレーニング法は主に，オペラント条件づけ，代理的条件づけ，古典的条件づけなど前述した学習原理から作成されている。何年にもわたり認知行動療法により物質使用障害の治療で行われてきたが，この間に多くの方法を用いてコーピングスキル・トレーニングが行われてきた。Montiらが1989年に出版したアルコール依存治療マニュアルが（本マニュアルの第2版はMontiらにより2002年に出されている），MATCHプロジェクトの一部として1990年代に検証された認知行動療法的介入の基礎になった。本マニュアルは，コーピングスキル・トレーニングが実証研究により支持されたアルコール依存の標準的治療として確立されるのに大きな影響を与えた。同様にCarrol（1998）のマニュアルは認知行動療法的アプローチをコカイン嗜癖治療に適用しており，これはここで紹介するコーピングスキル・トレーニングの基礎になっている。

> コーピングスキル・トレーニングは認知行動療法の中心的テーマである

認知行動療法の治療においては，学習が最も重要なテーマになる。その意味で，治療者は患者に対して，アルコールや薬物の使用行動は学習されたものであり，そのため，これを改善するということはこれらの習慣化した行動を意識して捨て去ることであると明確に伝えておくのがよい。患者は，この考えをよく理解し受け入れることができる。なぜなら患者は，自分がアルコール使用，乱用と呼ばれる一連の複雑な行動を学ぶことができたのならば，習慣化したそれらの行動を捨ててしまい代わりになる新しい行動を学ぶことも可能なことと理解するからである。古い行動を捨ててその代わりになる行動（すなわちコーピングスキル・トレーニング）を習得するための「方法」は，以前に述べた学習原理に則っている。

**モデリング。**患者は，特定の状況に対する新しい（対処）行動を獲得するため，慣れていなかったり，ほとんど行うことのない行動を強化するために，治療者とのロールプレイに参加する。患者は，治療者が新たな行動をやってみせるのを観察して，治療セッションの間に自分でそれを練習してみる。

**オペラント条件づけ。**機能分析は，「ハイリスク」な状況におけるより効果的な対処行動を学ぶための基盤になる。あるいは，個人を強化する（典型的には報酬的な）状況において，（アルコール使用の）代わりになる考えや行動を発展させるための指針となる。機能分析で明らかになったように，アルコール使用の短期的，長期的影響を詳細に解析することが，乱用を変化させようという動機を持たせ続けるのに役立つ。

**古典的条件づけ。**これまでに論じてきた学習原理のなかでも，古典的条件づけの原理は，（アルコール使用への）渇望感が飲酒に先立つ重要な状況であるかもしれない場合に，とくに重要である。その意味で，その人がアルコール使用と強く関連する状況に置かれた時には，その状況を特徴づける刺激（人，場所，薬物の道具一式）がアルコール使用への渇望感を生じさせて，その結果，実際に飲んでしまうのかもしれない。これは古典的条件づけの過程を通して起こる。（アルコール使用について）以前は中立的であった刺激（例えば，好みの蒸留酒の銘柄，家のなかの特定の部屋のような居所について）と，実際のアルコール使用とその直後から得られる効果を結びつけることを繰り返して，中立的であった刺激がアルコールへの渇望感を生じさせる性質をもつようになる。治療者は機能分析を利用して，患者が（古典的に）条件づけられた刺激を環境のなかから見出して，そのような刺激を回避するか，刺激に直面しても飲まないことでより効果的に対処するのを助ける。また，古典的条件づけの原理からすると，もし患者がハイリスク状況に立たされても飲まないことを繰り返していくと，飲酒への渇望感と衝動を生じさせる状況下での刺激の力は有意に減少してなくなってしまうことになる。

治療者がコーピングスキル・トレーニングを行うに際しては，以下に述べるいくつかの重要な原理を適用することが不可欠である。第1に，患者に**一般化できるスキル**を教えることが重要である。その意味で，認知行動療法で使える時間は比較的短いと言っていい。すなわち，例えば治療目標に到達するために，機能分析で同定されたハイリスク状況一つ一つに対して，逐一新しいスキルを教えるのに十分な時間はない。このため認知行動療法では基本スキルが教えられる。治療初期には，患者が通常の環境下でアルコール使用を抑制していくために必要なスキルに重点が置かれる。また，ここで習った渇望感へのコーピングスキルは，アルコール使用の引き金になるような負の感情で特徴づけられる他のハイリスク状況で用いることもできる。

**治療者はまず基本スキルを教える。**前述したように治療者は，患者がアルコール使用をコントロールし始めそれを維持するのに役立つスキルと，そのように飲酒を控え続けるための動機を最初に教える。全般的な問題解決スキルなどは，初めの訓練を基礎にして後に訓練される。もう1つの重要な原理は，**患者の必要に応じた訓練を仕立て上げる**ことである。治療者は機能分析を行って，スキル・トレーニングの内容，時期，期間，形式（例えば，使う言葉の複雑さ）を患者の必要性に合ったものにする。例えばスキル・トレーニングの内容は，その時点で

の患者の生活に密接に関係する事項に従って選択される。これにより，患者の治療参加が増えるという効果だけでなく，患者は自分にとって何が重要なのかについて，治療者が注意を払って理解してくれているのだと認識できるという効果がもたらされる可能性が高い。後者に関連するが，治療者は，スキル・トレーニングでの自分の取り組みが，果たして患者に関係し患者の必要性に見合ったものかを，患者とともに頻回に確認することも重要である。これに関して，治療者は今の状況をロールプレイの素材（「この1週間に，飲みたいという気持ちに駆られながら，飲まないでいることが困難になった状況はありましたか？ あるいは，自分では望まなかったのに，飲んでしまったといった状況がありましたか？」）に使ってもよいという点が重要であるということを，最後に言っておきたい。もう一度繰り返すが，機能分析を行うことにより，スキル・トレーニング内容の参考になる情報が，過去のアルコール大量消費の状況から引き出されるだろう。

　また，治療者は**繰り返しを用いる**。患者はいまの生活環境に気がとられていたり，長期間におよぶアルコール大量摂取が認知機能に影響していたり，飲酒とそれに関連する行動が深く染みついて習慣になってしまっているなどのさまざまな理由で，治療者がセッションで教えようとする新しい行動を習得するのが難しいかもしれない。したがって，認知行動療法では重要な概念を繰り返して扱う。最終的には，患者が**練習してスキルを習熟する**ことが重要である。患者は，治療セッション中とセッション外のいずれの場でも，習ったスキルを練習することになる。これに関連するが，ホームワークを課せられることは認知行動療法の際だった特徴である。患者はホームワークとして，特定の行動課題を次の治療セッションまでの日常の環境下で完成させるように指示される。治療早期にホームワークを仕上げることは治療を記憶に定着させることにつながり（Gonzalez et al., 2006），ホームワークをちゃんと仕上げてくるか否かで，この改良型心理療法の効果をしっかり予測することができる（Kazantzis et al., 2000）。ホームワークが行動療法開発当初からの特徴であったと同時に，患者がこれを完成させてくることが困難であったことも有名である。したがって，治療者がフォロー・アップ観察して，患者がホームワークをちゃんとやってきているか監視することが，患者が変化に必要なスキルを習得するためにも，患者の治療参加を継続して評価していくためにも重要である。Kazantzisらが，臨床場面でホームワークを最大限に活用するための多くの有用なガイドラインを作成している（Kazantzis et al., 2004; Kazantzis et al., 2005参照）。

　これらの一般的原理を念頭においた上で，認知行動療法では，衝動への対処，アルコールや薬物使用を断るスキル／自己主張するトレーニング，全般的な対処計画の作成，問題解決法などのスキルを重視していくことになる。前述したが，どういったスキルが重視され，それを教えるのにどれだけの時間をかけるかは，主に，機能分析で明らかになった患者の必要性と現在の生活上の出来事により決まってくる。

　**衝動への対処**。治療者はまず，患者とともにどんな衝動や渇望があるかを検討して，それがアルコール使用を止めた後も週単位あるいは月単位で持続するかもしれないことを伝える。治療者はその上で，渇望反応に先行する事象を見出すために機能分析的アプローチを行う。治療者はこの分析に基づいて，飲酒しないで

渇望感に対処するのに役立つスキルを，患者に指導し練習させる。治療者が患者に教えるスキルで最も基本的なものは，渇望感を生じやすい状況を避けることである。しかし渇望感を引き起こす状況に遭遇することを避けがたい時もあり，そのような状況への対処法として開発されたスキルは，気持ちをそらせること，飲酒への渇望感について信頼できる協力的な友人と話すこと，その渇望感と戦ったり屈服したりすることなく身を任せること（すなわち，その渇望感が現れ，その強さがピークに達して，収まっていくまで，その渇望感と一緒に過ごすこと），飲酒のもたらす悪い結末を思い起こすこと，そして，しばしば渇望感に伴い飲ま「なければならない」というメッセージを運んでくる自動思考を打ち消す「ポジティブな心のつぶやき」を用いることを含む。1 枚のワークシート（飲酒のハイリスク状況の特定と対処法）を付録に掲載した（105 頁）。これは，患者が飲酒のハイリスク状況を見出すのに役立ち，それぞれの状況下で利用可能な対処法を計画するのに用いることができるだろう。

**断るスキルと自己主張のトレーニング。**一般的な自己主張のスキルを教える。ここではとりわけ，患者を取り巻く状況下で「飲まなければいけない」という人付き合いの上でのプレッシャーに対処するために，この自己主張のスキルを用いることに注意が払われる。多くの患者はアルコール中心の生活スタイルに囲まれている。このため，彼らはアルコールや他の薬物を使用しない人との社会的な繋がりをほとんど持たないかもしれず，彼らにとってこれらの技術は重要であろう。

**全般的な対処計画を立てること。**人生はしばしば，良いことであれ悪いことであれ予期せぬ出来事をもたらすのであって，我々はそれに何とかして対処している。ここで重要なのは，AUD を持つ人にとっては，そのような予期せぬ出来事が，断酒が望ましくても飲む引き金になってしまったり，節酒が目標であっても大量に飲んでしまったりする強力な引き金になってしまうかもしれないということである。全般的な対処計画を作成することは，患者が，再飲酒や大量飲酒の引き金に潜在的になり得る出来事が向こう数カ月の間に起きうると予知するのを促して，そのような出来事が起こってもアルコールや薬物の望ましくない使用に頼らずに，これらの出来事に対処する方法を計画するようになることを目的としている。

**問題解決法。**問題解決法はコーピングスキル・トレーニングの最大の業績ともいえる。その意味で患者は，数十年間にわたり行動学研究で提起されてきたこの基本的な問題解決手段を教えられることになる。患者はこれらの手段を習得し精通することにより，アルコール使用への直接の関連性の有無にかかわらず対応が通常求められる状況への対処能力が備わってくる。このようにして，患者の機能が多種多様な領域で改善される可能性がある。

## 4.3　基本的な CBT の展開

　基本的な CBT は個人指向のアプローチである。これは，個人形式であろうとグループ形式であろうと，また一回以上のカップルセッションを含んでいる場合であっても，治療の焦点はアルコールの問題を持っている個人に同定される。その個人は，変化の主体であるとみなされる。したがって，アルコール使用の先行

事象や結果が，社会―対人的なものである場合でも，友人や家族を巻き込んでいる場合でも，その個人が変化の主体であり，それらが社会的な要因で起こっているとする。例えば，治療目標は，その個人が自分自身の社会的なネットワークを変えて，アルコールや薬物使用からの断酒断薬，またはそれらの使用を減らすことを強化することで達成されるかもしれない。別の例では，個人が自ら環境のなかで変化するようにガイドされ，その結果，他人を巻き込むかもしれないようなハイリスクな状況を系統的に回避するということである。

### 4.3.1 カップル行動療法

　カップル行動療法（Behavioral Couples Therapy：BCT）は，CBTの原則に基づいているが，個人から二者間の関係へと焦点をあてるレベルを変えている。たいてい，BCTはアルコールの問題をもつ個人とその配偶者との関係について研究されてきたが，結婚していない同棲中のパートナー間の密接な関係についてであったり，アルコール乱用者の両親やきょうだい，その他の家族，親友のような別の密接な他者との関係についても研究されている。典型的には，アルコール乱用者とその重要な他者は，少なくとも1年以上は一緒に生活していることになっている。さらに，BCTはアルコール乱用者の「重要な他者」が治療に同伴し，彼らがアルコールや薬物の問題をもっていないかが評価される。最近では，両者がアルコールや薬物の問題を持っている場合も研究されている。

> カップル行動療法は，二者間の関係に焦点を当てる

　BCTは，患者が断酒断薬や節制ができるように家族や親しい他者が強化することを前提としている。さらに，BCTでは幸せな家庭で生まれ育ったことや社会的なネットワークが幸せにつながっているということが，物質の問題使用を減らし（断酒断薬や節制を達成できるようになり），再発のリスクも減ると考えている（再発と再発防止については，あとでもう少し解説するが，ここでは再発とは，問題のない使用（断酒断薬や節制）の期間から元のアルコールの使用レベルに戻ることと定義する）。BCTは，その効果に関して，実証的証拠が積み重ねられており，アルコールや他の物質使用障害について実用性が示されている。さらにこのトピックに関連した実際的な優れた資料も手に入る。このサマリーは主にO'FarrellとFals-Stewart（2000，2002，2003）の研究からまとめられたものである。ここで述べることは，アルコール乱用者とその配偶者が治療の対象であることを前提としており，それによってBCTを構成するテクニックをフルに活用することができるということである。

#### 作用のメカニズム

　基本的なCBTのように，BCTの作用のメカニズムは，自己効力感の変化，コーピングスキルの改善，特に重要な関係にあるパートナー間のコミュニケーションスキルの向上による変化である。しかしBCTには，カップルの関係性の改善という別の変化のメカニズムがある。（満足感や断酒や節酒のためのサポートのようにさまざまな異なった仕方で定義されている）。

## BCTの構成要素

BCTは，1時間の外来セッションを15〜20回，約5〜6カ月間実施される。構成要素は主に2つのカテゴリーがデザインされている。それは，アルコール乱用者がアルコールの使用をコントロールすること，そしてカップルやその他の家族，親友らと適切な関係を改善することである。ここに，それぞれについて簡潔に解説をする。

**アルコール使用をコントロールする：しらふ契約。**しらふ契約の目的は，アルコール乱用者のパートナーが，当初に立てたアルコールの使用の目標に従って，断酒や節酒を強めるサポートができるようなやり方を身につけるようにすることである。その契約は次のように分けることができる。第1に，もし断酒が目標であるならば，またはアルコール乱用者が医学的にも断酒状態にあり，そうしたいと望むならば，ジスルフィラムやnaltrexoneまたはacamprosateを医師から処方されたとおりに服用することに同意し，しらふの状態を達成し，それを継続することである。また，相互自助グループのミーティングに参加することも契約の一部になる。さらに，この契約の一部には，アルコール乱用者が断酒や節酒を継続するという決意を毎日示すことも含まれている。配偶者は，徐々にこれらの行動を毎日強化することに同意する。また，契約のなかにはアルコール乱用者の配偶者が，将来飲酒することへの恐れや治療セッション外で過去に飲酒したことに対して怒りを持ち出さないという約束も含まれている。これら契約上の「条文」は，治療者が用意するカレンダーに適切に記されている。カップルはカレンダーを完成させて毎回のセッションに持参し，治療者はセッションの最初の時点でそれをチェックする。治療者は，うまくいっている行動に対しては褒めるし，契約を実行するなかでカップルが経験する種々の困難に対してはフィードバックを与えたり，解決策を教えたりする。

> BCTでは，しばしばしらふ契約が用いられる

もちろん，患者が飲酒をコントロールすることが，最初の段階からいつも成功するわけではない。そうした場合に備えて，BCTはさまざまな他の方法を採用している。最初の例は，Barbara McCrayら（1986）による，家族が患者の飲酒のきっかけを与えたり，あるいは意図せずその気にさせたりするような行動の頻度を減らすようにデザインされている方法である。つまり，これらの介入法は，「アルコールに焦点を当てた配偶者介入法（alcohol-focused spouse involvement：AFSI）」と呼ばれ，アルコール乱用者の配偶者に飲酒を減らす方法を教え，またアルコール乱用者が意図せずに飲酒を強めてしまう行動，例えば飲酒の結果起こる嫌な出来事から患者を守ってしまうことなどを含んでいる。本質的には，AFSIは，アルコール乱用者のアルコール使用に関する機能分析の結果に基づいており，アルコール使用に関する「先行刺激」（トリガー）や強化子となる配偶者や他の家族に焦点を当てている。

BCTの第2の部分は，もしアルコールの使用をコントロールすることが難しい場合，患者はアルコールや薬物使用の欲望を毎日続けて記録をし（FA用紙を用いる），BCTのセッションの最初にチェックされるのである。このセルフモニタリングは，結果的に問題が重篤化し，カップルが治療しようというコミットメントをないがしろにしてしまう前に物質使用の問題を把握することが大切である，

という前提に基づいている。

　しかし，もし問題飲酒（またはその他の薬物使用）が起きた場合は，BCTは「再発」を学習する機会とみなし，失敗とはみなさない。後で述べるが，このアプローチは再発防止の方法と同じである。治療者は，アルコール使用に伴う否定的な感情を和らげるようにつとめ，カップルが再びアルコール乱用者が飲酒をコントロールできるように励ますようにする。場合によっては，しらふに戻ることに対しては，解毒が必要になることがあったり，治療計画の変更を必要とすることもある。

　もし，アルコールや他の薬物使用が乱用レベルに達したまま続く場合には，それに寄与する要因を機能分析によって明らかにすることもできる。この点で，カップルの関係が重要な役割を果たすとみなされることもある。もし，問題使用の要因が2人の関係外（例えば仕事や他の社会的要因）にあれば，アルコール乱用者との個人セッションでこれらの要因に焦点を当てたものがBCTに加えられることもある。しかし，アルコールやその他の薬物使用が繰り返される原因がカップルの関係であることも多い。例えば，コミュニケーションやセックスがアルコールを使用している時の方がスムーズである場合がある。そのような場合には，治療者は，カップルと協力し，アルコールがない時でも同じような経験が得られるようにする。また別の場合では，アルコール使用が人間関係に適応的に働く場合があり，そうすることで葛藤を解消していることがある。こうした場合には，健康的で長期的な結果を得られるように，その場を同じように葛藤が防げるようなコミュニケーションのスキルを教えることもある。このアプローチは，BCTの第2の部分であり，カップル関係の改善に焦点を置いている。

　**カップルの関係を改善する：エクササイズとホームワーク課題**。BCTは，さまざまなエクササイズや課題を与え，治療セッションのなかでそれを学ぶことがあるが，ホームワークとしてセッション外で実践するように計画されている。その中身は，コーピングスキル・トレーニングや基本的なCBTのなかに書かれた通りである。これらの課題とエクササイズは，相互の人間関係から得られる強化を強めることが目的であり，パートナーがアルコールを使わないでともにできるような活動の数を増やし，建設的なコミュニケーションのスキルを改善することを含んでいる。それらを総合して，アルコール使用がコントロールできるようになってからの夫婦関係を改善する方法であるといえる。BCTにこれらの部分を含めるのは，アルコール乱用者が，例えば飲酒しないでともにできる活動や，問題があった時に良いコミュニケーションスキルを使って建設的に話し合うことができるような強化的な関係（つまり，ポジティブな感情のもと）にいる場合に，節酒や断酒をより長く維持できるはずであるという考えに基づいている。次に具体的なエクササイズや課題について示す。

　**ケア行動の頻度を増やす**。治療者は，患者が他の人に対して示す行動としてカップルへのケア行動を明確にする。BCTでは，それぞれのパートナーがお互いに対して，そのような行動が起きた時に認め合ったり，またはその機会を増やしたりすることが目的である。そのようにする理由は，ケア行動の増加によって，それぞれのパートナーの関係から生じるポジティブな感情が強まり，お互いを大切に想うようになるからである。2つのエクササイズが，ケア行動の頻度が増加

カップル行動療法は，カップルの対人関係の改善にも焦点を当てる

するまで用いられる。1つ目は，配偶者（パートナー）が良いことをしてくれたら褒める，ということである。治療者は，それぞれのパートナーに相手のケア行動に気がついたら，用意した用紙に毎日書き出すようにしてもらう。ケア行動のリストは次の治療セッションに持参してもらい，大きな声で読みあげる。治療者は，治療セッションのなかでケア行動を認めるコミュニケーションスキルの手本を示し，パートナーはお互いが実際に用いることができるようスキルを練習する。ホームワークは，お互いが相手のケア行動を毎日最低でも1つは認めてあげるようにし，そのことに5分〜10分間は時間をかけることである。**ケアの日を計画しておくこと**は，対人関係におけるケア行動の頻度を増加させるという目的への2つ目の方法である。このエクササイズは，それぞれのパートナーに課題を与えるが，それは決めたケアの日に特別な行動や活動をすることによって，相手に対してどれだけ相手を大切に思っているかを示すことである。「パートナーを褒めること」や「ケアの日」はともに，それぞれのパートナーにとってポジティブな行動をさらに増やすことになる。そして，コミュニケーションを改善し（ケア行動を認めることによって），対人関係に対するポジティブな感情が増えていくのである。重要なことは，これらのポジティブな行動が起こるならば，それがポジティブな感情をも起こすことになり，そしてそれらが対人関係をより健康的な状態に戻すということが不可欠なのである。これに対して，アルコール乱用が対人関係に相当な影響を与えることを考えると，ポジティブな感情が起こってから，お互いを褒めようとしても，そうなるためには相当な時間がかかってしまい，思うようなことは起こらないだろう。

　**共有できる余暇活動を計画して実行する**。パートナー（または，家族や大人も含む場合もある）は，アルコールを使用しないで一緒に行えるような余暇活動を計画し，行うことに同意する。このような活動を始めるのは，良い治療成績と結びつくため重要である。治療者は，何ができるか余暇活動のリストをつくるだけでもパートナーが課題を始める手助けになる。また，実際にモデルとなる活動を計画することも有用である。そうすることで，他の障害となるものを避けたり，乗り越えたりすることが容易となるからである。

　**コミュニケーションスキルの改善を教える**。我々はすでにBCTのいくつかの技法のなかでコミュニケーションスキルを使うことについて述べた。BCTでは，治療者が建設的なコミュニケーションを紹介し，テクニックを示し，カップルが治療セッションの外で，それらを練習して習得できるようにする。これらのスキルは，葛藤の解消に焦点を当てており，アルコール乱用をしているパートナーにとって不可欠である。コミュニケーションスキル・トレーニングは，コーピングスキル・トレーニングと基本的なCBTのところで述べたことと同じような方法ですすんでいく。

　**アルコールの使用をコントロールする：再発防止**。BCTの最後の部分は，再発防止である。これは，それぞれ毎週のBCTセッションの終わりに，カップルが「継続する回復計画」を完成させるのである。その計画は，2年間のフォローアップの間に，年4回見直されるが，これもBCTの一部である。回復計画を継続するとは，いくつかのパートから成り立っている。1つ目は，パートナーがBCTのなかのどの行動から始めるのか（例えば，しらふ契約）を決め，それを続ける

# 4. 治 療

のかということである．2つ目は，カップルがハイリスクな状況を想定し，そういう状況でアルコールを使用しないか，または，他の薬物使用をするといったような対処法の工夫（つまり，ハイリスクな状況で何か有効なコーピングスキルを使うこと）である．3つ目は，もし問題飲酒がまた起きた場合，カップルはそれをどう予測し扱うかという練習である．これに関しては，治療者が再発への介入をできるだけ早くするべきであることを強調しておく必要がある．

## 4.3.2 契約型マネージメントとコミュニティ強化

もし，BCT が治療の焦点を個人から二者間あるいは家族間へと広げるならば，コミュニティ強化（CR）はそれをさらに大きな社会システムへと広げたことになる．今論じている社会「システム」には，例えば患者の配偶者を含むが，さらに大きなさまざまな社会的なグループも含むし，概念の上ではアルコールの使用についての習慣や社会規範までも含んでいる．重要な点は，アルコールや他の薬物の問題使用に対するシステムの強化または無強化である．

CR が，CBT アプローチのなかで注目するのは，さまざまな認知よりも行動的な要因（新しい情報を学習する原理と理論に基づいているという意味がある）を重視している点である．そして，そうしたことが契約型マネージメント（CM）とクーポン券の利用につながっている．これから論じるが，CM と CR はオペラント条件づけの原理に基づいている．簡単に契約型マネージメントとクーポン券の利用について解説し，次に CBT の手順の最も「純粋なオペラント」について具体的に示す．先の章で示した基本的な CBT と BCT の記述からも CM と CR の一部が理解できるであろう．

*コミュニティ強化アプローチでは，飲酒者の社会システムさらに広くする*

### 契約型マネージメント

CM の原理と方法は，強化と罰であり，単純でわかりやすい．つまり，治療目標に至る行動は強化し，目標から外れた行動に対しては強化しないのである．その内容から，CM は治療者との多くのセッションを必要とせず，主に個人指向のアプローチとなる．しかし，CM の方法はより広い治療プログラムや手順の一部に使われることも多く，そうした場合，CM にかける時間や重点は治療によってさまざまである．

CM の中心は断酒（または節酒の場合もある）を強化することであり，アルコール使用や乱用に対しては強化をしないことである．この方法は，他の生活習慣に変化するようにアルコールをコントロールすることである．（これは BCT やしらふ契約と似ている）．「強化」にはさまざまな形式があるが，臨床的にはクーポン券が効果的に用いられる場合が多い．クーポン券とは，患者が物質使用に関して治療目標に到達するために治療者が管理する一種の商品券であり，洋服や映画チケット，図書券や電化製品に交換することができる．クーポン券には制限があり，治療目標に沿った適切なものであると治療者が認めたものが，プログラムのスタッフによって準備される．現金はすぐにアルコールや他の薬物に交換ができてしまうため，しらふの報奨としては利用しない．患者は「ポイント」制を用

*契約型マネージメントの中心は断酒の強化である*

いることができ，目標とする断酒の期間が長ければ長いほど支払われるポイントも増加する。一方，もし患者が飲酒をすれば，ポイントはもらえないが，それまでのポイントを失うことはない。患者が欲しい分のポイント数がたまれば，選んだものと交換できる。

CMでの行動―結果の関係はしばしば臨床的には患者と治療者の間で書面上に明確に記した契約を用いて実施される。CMは単独で使われる場合もあるが，先に述べたように他の行動または薬物療法との組み合わせで使われる場合もある。例えば，CMはコカイン中毒者の治療においてCRの効果を上げることが知られている。

CMについて簡単に説明したが，次にCRについて述べる。これもオペラント条件づけの原理に基づいているが，患者のより大きな社会的環境を強化または無強化・罰の源としている。ここで注意する点は，現在のCMの4つの「原則」は，実質的にはこれと同じようにより広い環境レベルでの薬物乱用について述べていることである。

> **臨床のツボ** 現在の契約型マネージメントの4つの「原則」
>
> 1. 患者の薬物使用が目標に向かっているかどうかを判断する客観的な指標として定期的な生物学的検査（アルコール呼吸検査など）を行う。
> 2. もし断酒（または節制）が確実ならば，治療者は決められた強化子を与える。
> 3. もし薬物使用が目標から外れた場合は，治療者は強化子を与えない。
> 4. 治療者は患者が乱用しない生活習慣が確立していけるように，特定の日常生活状況のなかでアルコールや薬物使用と両立しない他の強化行動を増やすように手助けをする。(この考えは1973年当初の刊行以来，コミュニティ強化に不可欠である)
>
> Higgins & Petry (1999)

### 作用の契約型マネージメントメカニズム

CMの考え方は，強化を薬物乱用の生活習慣ではなく，しらふの生活習慣で与えるように変え，薬物乱用に対する強化を奪うことである。これが薬物使用と他の関連した行動の変化のメカニズムとみなしている。

### コミュニティ強化

先の章でコミュニティ社会による強化（コミュニティ強化，CR）の方法についてすでにいくつかを示した。このアプローチは1970年代のはじめに最初に報告されて以来，大幅には変わっていない。患者が治療目標に到達するためにいくつかの方法が用いられる。別の言い方をすれば，患者は全ての部分が使われなくても，CR治療を体験したと言うことができる。一方，特定の患者や患者のタイプによってどのCRの要素が「必要であり，十分である」かについては明らかではない。そうすると，もしアプローチ全てがそれぞれの患者の状況に応じて使うことができるならば，そのアプローチは実証研究により支持されていると理解することができ，CRの要素をフルに説明することになる。

CRは本来，個人指向のアプローチだが，これから示すようにカップルセッショ

## 4. 治 療

ンも行われる。さらに，CR を行う期間はさまざまであるが，最近はマニュアルに基づいた一般的なやり方で外来セッションの週1回1時間で12回というのが基本である。

### 作用のコミュニティ強化メカニズム

CM と同様，CR の基本は，アルコールを使用しないことや節酒に対する強化と無強化による変化である。CR では，強化の源を個人の社会システムとしている。

### コミュニティ強化の要素

これまで，実証研究により支持されたアプローチで用いられる主な CR の要素について述べてきた。これらの説明はいくつかの優れた CR のサマリーに基づいている。なかでも Meyers ら（2005）は最も知られたものである。

**CR 機能分析**。他の CBT アプローチと同じように，個人のアルコールや他の薬物使用の機能分析は CR アプローチの基本である。機能分析をすることが CR のなかでは不可欠といって差し支えないだろう。他の CBT アプローチで機能分析を用いるように，その目的は明確なアルコールの使用の先行事象と結果を同定することである。CR にとって，アルコール使用に伴いその個人が体験するポジティブな結果を同定することが不可欠である。なぜなら，それらは患者にとってアルコール使用を維持する要因を同定する鍵となり，そうすることによって他の健康的な（「しらふ」）の行動をみつけだすことが重要となるからである。

**しらふサンプリング**。しらふサンプリングは，患者が自分自身のアルコール問題が深刻であるのに一生断酒することに乗り気でない場合に用いられる。このしらふサンプリングは，患者と断酒を試す期間を話し合い，完全な断酒に向けていく方法である。その目的は，アルコール（または乱用薬物）を使用しない生活を経験するためであり，また同時に有意義なしらふの生活を送るように社会的環境でのスキルや変化を確立できるようにするためである。「しらふお試し期間」の最後には，アルコールや他の薬物のなかった期間が，それらがあった生活と同じくらいまたはそれ以上に価値があることを患者に説得できることが望ましく，患者と治療者は飲酒の治療目標の話し合いをする。

**CR 治療計画**。これは他のアプローチと一緒に用いられ，正式な治療計画と細かい部分を決める CR の別の重要な要素である。CR の治療計画を作るには2つの用紙が役に立つ。1つは，「幸福尺度（Happiness Scale）」とよばれ，10項目（例えば，仕事，結婚・家族，恋愛）とそれらに対する患者の満足度をチェックするものである。このデータは患者と治療者にどの部分に特に焦点を当てた治療が必要かということについての情報になる。焦点を当てる部分が特定されると，患者と治療者は，カウンセリング目標用紙（Goals of Counseling Form）を完成させる。この用紙は，幸福尺度と同じ10項目がリストしてあり，それぞれの項目（もしあればそれ以上）に特定の目標，達成方法（通常，治療計画では治療の「標的」という言葉を用いる），そしてそれぞれ目標を達成するのに必要な期間を書き出すようになっている。目標は具体的に達成しやすいように書かれ，達成度が測定できるよう，目標設定法が適用されやすい。幸福尺度とカウンセリング目標用紙はそれぞれ Meyers と Smith（1995）で手に入れることができ，後の章に書かれ

> コミュニティ強化は主要な要素である

ている。

**行動的スキルトレーニング**。もし，最初の機能分析と治療計画から，しらふの生活に重要な行動的スキルの欠如が明らかになった場合（またはそのような欠如が治療のどの段階でみられた場合でも），CR では行動的スキルトレーニングを導入する。このトレーニングの概念と実践においては，他の CBT アプローチのなかで説明したものと同じである。CR における行動的スキルトレーニングは 3 つの部分に焦点を置いている。それは基本的な CBT や BCT の解説のなかで示したような，一般問題解決スキル，コミュニケーションスキル，そして飲酒または薬物の拒否である。

**ジョブスキル**。これは，外部の治療団体や業者に委託する代わりに，系統的に治療の 1 つに組み込まれている点で CBT アプローチのなかでも CR に特徴的な要素である。CR では，患者が必要に応じて仕事に就けるように手助けをする。なぜなら，少なくとも西洋社会においては，仕事というのはその個人の「地域」とみなされているからである。初期の CR では，「ジョブクラブ」を作ることが治療の一部であった。そして活動の中心は仕事を見つけることであった。現在の CR では「ジョブクラブマニュアル」を用いることもある。さらに，CR は，個人が実際に仕事に就き，どの程度それに満足しているかを測定することもある。また，先に述べた行動的スキルトレーニングは必要に応じて個人が仕事を継続できるようにも用いられる。

**社会的あるいはリクリエーション的カウンセリング**。これはもう 1 つ別の CR に特徴的な要素であり，治療アプローチの一部に系統的に組み込まれている。初期の CR では，社会的あるいはリクリエーション的カウンセリングが含まれている。その理由は，治療を受けた薬物乱用者の多くは，アルコールや薬物使用がない，あるいは断酒断薬や節制を強めるような社会的ネットワークを持っていないし，おそらく長年そのようなネットワークを持つことがなかったという点が重要だからである。したがって，CR の前提と同じように，必要であれば患者が最終的にしらふや有意義な生活を送ることができる社会的ネットワークを構築することが基本である。CR に関する研究の多くは，実際的にこの結論を容易にする「社交クラブ」について述べている。これは個人が週末に交流するために集う場所であり，個人がしらふの状態であることが原則であった。もし社交クラブが効果的に用いられるならば，それは個人にとっては治療で習得したしらふの生活のためのソーシャルスキルが練習できる安全な場となった。社交クラブは，アルコールや他の薬物なしの社会生活が価値のあることだと初めに個人に教えることができたのである。

**再発防止**。BCT と同様に，CR のこの要素は重要な部分であり，はじめに機能分析を完成させる。この機能分析は個人のハイリスクな状況を同定し，そのような状況を想定し，それにどう効果的に対処（例えば，健康的に，薬物を使わない方法）するかを練習するのである。すでに説明したいくつかの CR の要素（例えば，スキルトレーニング，社会的・リクリエーション的トレーニング）は CR 治療を実施する間の再発予防計画に役に立つ方法である。

**対人関係カウンセリング**。この要素は BCT のカップルセッションの前提，構造，そして形式に従っている。患者にとって社会地域として，夫婦またはその他の親

密な人との関係が不可欠である。なぜなら，それが患者のしらふな状態（または節酒）を支え，強化子の源（幸福）となれば，患者のアルコール使用に対して強い効果を持つからである。カップルセッションの内容には，治療計画で述べた幸福尺度に対応する「対人関係幸福用紙（Relational Happiness Form）」が用いられる。（原版では「結婚幸福尺度（Marriage Happiness Scale）」と呼ばれている。）同じように，「適切な対人関係用紙（Perfect Relationship Form）」（「適切な結婚用紙」（Perfect Marriage Form）とも呼ばれる）は，治療計画のところで述べたカウンセリング目標用紙をもとにしており，より幸せでより充実した生活習慣としらふの対人関係を手に入れる目標と目的を同定させることができる。最後に，CRカップルセッションは，一方から相手に対して日常的に強化行動が起こるように，「毎日の良いところに気づくこと」のような作用もある。MeyersとSmith（1995）より，結婚幸福尺度，適切な結婚用紙，毎日の良いところ気づき（正しい書き方の例）は手に入れることができる。

### コミュニティ強化に関する結論

CRに関する我々の短い説明から明らかなように，患者の状況によってはCRを使う側にとって複雑で集中的な治療にもなりうる。しかし，長年にわたる効果研究は，CRがアルコールにおける実証研究により支持された治療であることを示している。一方で，最初にCRの研究が報告されて以来の問題は，少なくとも米国においては，臨床実践において人気のない治療法であることである。Meyersら（2005）が述べたように，この科学と実践間のギャップについて説明するいくつかのそれらしい理由がある。CRの実践にはかなりの準備が必要であるという周囲の受け止め方や，CRを行うには治療者に相当なエネルギーが必要であること，CRのトレーニングの機会が少なく近場にはないこと，そして米国におけるアルコール・薬物療法が「個人治療」（社会システムとは反対）に傾きがちであること，などが挙げられる。まとめると，臨床家らはこれらの妨げを慎重に検討する必要があるし，妨げが起こす障害の程度をアセスメントし，可能ならば取り除くことが重要である。なぜなら，CRは我々がこれまで説明してきたどのCBTアプローチよりも強く実証研究により支持されているからである。実際，気がついていたかもしれないが，他のCBTアプローチはCRの一部にすでに組み込まれており，そしてCRは他のアプローチよりも前に開発されたものなのである。

## 4.3.3 再発防止

「再発」という用語には，さまざまな定義がある。それは，断酒を誓った後のどの時期にでも，アルコールや他の薬物の使用を少しでも再開すること，あるいはアルコールやその他の薬物使用，そしてそれに関連する問題レベルが治療前または変化する以前の状態に戻ることとされている。また，再発という定義の使用自体が，嗜癖の生物医学モデルのなかに含まれてしまい，流行遅れで逆効果となる可能性がある，とする臨床家もいる。再発がどのように定義されるかという捉え方と，薬物とアルコール治療を進めるなかでさまざまな意味で使われているこ

> 一般に，再発とは断酒期間から物質を再使用することである

とは別に，再発は臨床家と患者にとって臨床的に深刻な事態である。そのため，1980年頃より特に再発と薬物使用性障害に関する臨床的研究と実践が多い。

気づいていたかもしれないが，我々は「再発」という用語をこの本のなかで，さまざまな実証研究により支持された治療法を説明する際に用いている。**再発とは，変化する以前のアルコールやその他の薬物使用レベルに戻ること**，としている。変化とは，誰かに援助された変化（正式な治療によってでも，その他の相互自助グループのような方法によってでも）や，単に自主的に行った行動の変化をも示している。定義上では，再発は，個人が自分の計画した変化の道から外れることを意味している。文献のなかで広く論じられている定義の問題には，主にどの程度「道から外れる」ことなのか，またどの程度の薬物使用が再開とみなされるのか，である。つまり，薬物やアルコールの量なのか，使用頻度なのか，使用期間なのか，それとも使用したことによってまたはそれに伴うマイナスの結果が問題なのか，である。米国の専門的治療で使われる**最も一般的な再発の定義**は，**アルコールやその他の薬物を少しでも使用すること**である。もっと広義には，再発を患者の治療目標と経験する物質使用の程度の差で考えることもできる。

以上のように再発の定義についての簡単な解説から，全ての治療介入法が基本的に変化するための方法とその変化を長期的に継続できるようにデザインされていることが明らかである。このような意味で，全ての治療法が「再発防止」の方法だとみなせるかもしれない。しかし，アルコールと薬物の治療に関しては，再発防止には特別な意味がある。それは，再発のCBTモデルに基づいており，1970年代後半にAlan Marlattらによって最初に刊行されて以来，彼らとその他の研究者たちによって検討され，広められた方法である。再発のCBTモデルは，MarlattとGordon（1985）の本で紹介されたことで大きな反響をよんだ。この本の第2版が2005年にMarlattとDonovanによって出版された。再発防止（relapse prevention：RP）に対するCBTアプローチは実証研究により支持された，ここで紹介する一連の方法である。

ここで実際にRPの一つ一つ全てを解説する必要はないのは，これまでに詳しく論じてきた一般的なCBTモデルと方法から用いられているためである。また，すでに基本的なCBT，BCTそしてCRで解説してきたCBTの方法の一部であるので，RPが何を含むのかについても多く論じたことになる。さらに，RPは「補助的な」介入であり，介入プログラム全体の一部分あるいはそれと組み合わせて用いるようにデザインされている。そのため，RPは実証的証拠をもつ臨床的研究であるとされている。それでも，臨床家や研究者のなかで，どの要素がRPとして正式に評価できる部分であるのかを論じることは有益である。これらの解説はMarlattとWitkiewitz（2005）やWitkiewitzら（2005）による優れたサマリーに基づいている。

### 再発防止目標と要素

RP（Marlatt & Donovan, 2005；Marlatt & Gordon, 1985）には2つの基本的な目標がある。第1は，「スリップ」（**物質使用の断薬や節制の道から「本格的に」または少し逸脱する**という意味で使われる用語）を防ぐことである。第2は，もしスリップが起きても，それにうまく対処することである。そうすることで完全な再

再発防止の2つの治療目標：飲酒の「スリップ」を防ぎ，どのようなスリップにも対処する

発を防ぐことになる。先に述べたCBTに基づいた方法の解説から気づいたかもしれないが，RPは個人，カップルあるいはグループに介入している。

　RPは，まず機能分析を用いて個人のハイリスクな状況（目標から外れた薬物使用）を同定するようにデザインされている。そして，認知・行動的な方法を使ってこのようなハイリスクな状況に対処し，再発を防ぐことである。ハイリスクな状況が同定されたとき（しかし，前述したように，いつでも関連する新しい情報が役立てられるように，機能分析したことが決して「すべて」であるとすべきではないことに注意が必要である），治療者は患者とコーピングスキル，自己効力感のような認知的要因，そして生活習慣のパターンを具体的にしていく。これは患者がハイリスクな状況に直面した時に実際に対処できる可能性を増やすためである。

　行動・認知的介入は再発を防ぐために不可欠であり，Marlattオリジナルによる再発のCBTモデルを基にしている。まず，RPには教育的な要素があり，アルコールが有効な対処になるという個人の信念に介入する。これは事実ではなくむしろ神話に基づいているところがある。さらに言うと，個人の不合理な考え方や，スリップや再発の引き金になるような認知を捉え，そのような不適応な考えや誤った認知の歪みの再構成をするのである。また，「節制違反効果」（abstinence violation effect：AVE）についても教えられる。AVEは，Marlattのオリジナルの再発モデルの一部であり，スリップに否定的な情動が伴うことや特定の状況で再使用するということに対する物質使用以外の対処方法について，患者の自覚や自己効力感の程度に関わらず，アルコールやそれ以外の物質を使う方が，スリップに伴う否定的な情動を和らげてくれるという期待があることを含んでいる。しかし，AVEはスリップが再発になる危険性を高める可能性がある。AVEの教育には，患者がスリップを回復過程によくある「通常の」行動と捉えるようにする部分があり，アルコール使用のパターンを引き続き変化へと素早く戻る機会とみなすことができるようにしている。

　RPは個人がハイリスクな状況に対処する方法だけでなく，アルコールや他の薬物の問題使用を必要としないで，仕事のようなストレスの多い責務と趣味との間にバランスがとれた生活を送る手助けとなる。このような点から，RPはBCTとCRのようなCBTの技法でめざす一般的な目的とほぼ同じである。よりバランスのとれた生活習慣の確立にむけて，最終的にはハイリスクな状況の出現を減らし，徐々になくしていくことである。そのために個人はリラクゼーションや瞑想のようなさまざまな行動的テクニックを教わることになる。この一通りのRP活動の最終的な目的は，個人がハイリスクな状況を同定できる再発「ロードマップ」をつくることである。そしてそれぞれに対して認知・行動的な判断をし，そしてその状況で起きる反応の先行事象と結果を分析することである。

　また，例えば，BCTとCRの一部として引用した「再発防止」計画は，再発ロードマップの考え方と似ている。詳細なロードマップを持っていれば，おそらく個人が必要なアルコールや他の薬物使用パターンからの継続した変化という道を旅するための備えとなるであろう。次の「臨床のツボ」は，再発が起こった時にどのようにすべきかについてのガイドラインである。付録に患者のハンドアウト用として載せてある。

「節制違反効果」を未然に防ぐ

我々は，実際の臨床場面も示し，患者とどのようにスリップを扱うのか「手順」を解説する。

> **臨床のツボ** 再発が起きたらどうするべきか
>
> 1. 再発を学習の機会とすること。
> 2. 再発を滅多にない特別な出来事とすること。
> 3. 再発に伴う罪悪感や恥ずかしさを和らげるため，再発を隠さず明らかにしていくこと。（罪悪感や恥ずかしさは，希望を失わせたり，飲酒を継続させたりする可能性がある）
> 4. 再発の引き金を分析すること。
> 5. その時，飲酒に何を期待したのかを分析すること。（その状況で飲酒することで何が手に入ると期待していたのか？）
> 6. 再発による影響またはその結果への対処を計画すること。
> 7. コントロールを一瞬失っていただけだと自分自身に言うこと。
> 8. 断酒（または場合によっては節酒）について再契約すること。
> 9. すぐに回復のための計画を立てること。——ためらわずに今すぐに！
> 10. カウンセラーに連絡し，次のセッションでスリップについて話し合うこと。

> **臨床スケッチ**
> アルコール使用のスリップについて実際の面接場面
>
> 患　者：先週どうして来られなかったかというと，お酒を飲んだことを話すことがとても恥ずかしかったのです。
> 治療者：それについてもっと話して下さい。
> 患　者：金曜の夜，友人たちと仕事の後に出かけました。友人たちがダウンタウンのバーに行きたがっていたのです。その週は本当に仕事が大変だったので，出かけることは楽しそうだと思いました。私の目標の1つはバーへ行くのを避けることだとは分かっていました。でも，どうしても友人たちとほんの少しゆっくり過ごしたかったのです。色々なことが重なって，次に覚えていることは，私は車で帰宅できないくらい酔っぱらっていたことです。私は夫に迎えに来るようにと電話をしなければなりませんでした。
> 治療者：「いろんなことが重なって」とは，具体的に何が起きたのですか？
> 患　者：ええ，私がいつもお酒を飲んでいたバーでした。そこのバーテンダーを知っています。彼は私に，どうして飲まないのか何度も尋ねてきました。友人たちも私に飲むことをすすめてきました。友人たちはみんなお酒を飲んでいました。それに，その週はとてもストレスが多かったです。1杯だけ飲みたいと思いました。それでリラックスするだろうと思ったのです。
> 治療者：あなたが次に覚えていることは，車で帰宅できないくらい酔っぱらっていた，と言いましたね。1杯飲みたかった時点から飲みすぎて帰れなくなるまで，どのように至ったのですか？
> 患　者：それは私の過去のパターンです。1杯のお酒では十分リラックスしたと感じませんでした。だから「もう1杯くらい大丈夫だろう」と思ったのです。2杯目を飲んだ時，すごくいい気分になりました。私はその週で初めて本当に幸せな気分でした。良い気分を味わえてから，飲み続けたくなったのです。
> 治療者：さて，1つずつみていきましょう。まず，私たちは失敗が回復のプロセスで正常なことだと話し合いました。
> 患　者：分かっています。でも今までとてもよくやってきたのに，今私は全部をだめにしてしまいました。
> 治療者：全部をだめにしたといいましたね。その証拠は何ですか？　金曜日の夜以降にお酒を飲みましたか？

## 臨床スケッチ

### 実際の面接場面（つづき）

患　者：いいえ。でも1回でも飲んでしまったので，何歩も後ろに下がったように感じます。

治療者：私には，あなたがその一晩が毎日飲んでいた過去の習慣に逆戻りしないようにと強く踏みとどまっているようにみえます。

患　者：はい，それはそうかも知れません。でも夫は私にとても腹を立てています。

治療者：この出来事に対するご主人の反応についてもっと話す必要がありますが，まずその晩あなたがお酒を飲むことになったことからみていきましょう。振り返って一つ一つを分析していきましょう。そうすることで，飲酒を避ける計画について考えてもらいたいのです。

患　者：まずバーへ行くのを何としても止めるべきです。過去に一緒に飲んでいた友人たちと出かけることも慎みます。

治療者：それは良い取り組みですね。あなたの飲酒は，場所と人物の両方がきっかけになったようです。他に何かきっかけはありましたか？

患　者：その週は仕事が大変でした。本当に疲れ切っていました。

治療者：そして，バーテンダーからも友人たちからもお酒を飲むようにすすめられたと言いましたね。あなたは，仕事のストレスを抱えた状態でバーというプレッシャーの多い状況に行ったようです。

患　者：はい。私の抵抗力が本当に落ちていました。

治療者：他に気分が良くなるためにできたかもしれないことがありますか？

患　者：夫は毎週，夜のデートを計画しようと提案してきました。振り返ると，ディナーと映画は本当に素敵な金曜日の夜の過ごし方でした。もし，私がそうしていたら，夫は私に腹を立てることがなかったでしょう。

治療者：あなたは夜のデートが必要なようですね。

患　者：おそらく私は真剣に回復を目指していると彼に納得させる必要があります。彼にどうしてあの晩にお酒を飲んだのか話さなくてはいけないでしょう。私はあの晩からお酒を飲んでいません。後戻りすまいと真剣になっています。

治療者：逆戻りを引き止めることができるのはあなた自身しかいません。それに，再びこうしたことが起きないための手段をあなたはたくさん持っています。しかし，もう1つ大事なことがあります。それは，たとえ起きたことに対して恥ずかしいと思ったとしても，セッションに必ず来ることです。そうすることで，私たちは一緒に対処することができます。いいですね？

## 再発防止についての結論

　我々は，RPについて，ある意味で全てのアルコール治療が再発を防ぐようにデザインされた方法であると述べた。治療には，再発防止として正式に知られている再発防止のための認知行動療法があり，おそらく他の12ステップアプローチと薬物療法のような非CBT治療法にも補助的に用いられることがあるだろう。RPが急速に広く普及した主な理由は，それが長年議論されていた臨床上の問題，つまり治療を受けたアルコール使用に対して変化を継続していくという点において，注目され，そして解決を提案した方法だからである。したがって，RPはCBTを基本としていないような多くのアルコール治療にも適用しやすい方法である。RPの別の点では，臨床家のなかには，再発が治療過程で一般的によくある行動の1つとみなす考えに抵抗を示すものがいる。このような捉え方を患者に教えるということは，アルコールや薬物使用からの断酒断薬または節制といった目標から外れてしまう行動を「許可」することになるという見方からである。し

かし，このトピックに関する大規模な臨床研究によると，RP法は個人が自発的にアルコールや他の薬物を再使用した場合に，変化を継続させるのに役に立つ方法のようである。

## 4.4　精神薬理学的な方法

薬物療法は補助治療として役に立つ

　米国には，食品医薬品局（Food and Drug Administration：FDA）に承認されたAUDに対する3つの薬物あるいは薬物療法がある。それは，acamprosateとnaltrexoneとジスルフィラム［訳注：前二者は本邦では使われず，ジスルフィラム（商品名：ノックビン）とシアナミド（商品名：シアナマイド液-Wf）が使用可能］のことであり，少なくともAUDの治療において実証研究により支持された薬物である。表8には，これらの薬物の作用機序をそれぞれ示している。薬物療法に関してはLingford-Hughesら（2004）の論文に基づいている。

　実証研究により支持されたAUDの薬物療法を臨床に用いるエビデンスについて，いくつかのポイントがある。これらの薬は断酒を目標とするアルコール依存患者に対して心理社会的な介入方法として補助的に使用されたという点で評価されている。そのため，それらは断酒することを積極的にすすめ，再発防止のために用いられている。さらにこれは，我々が述べたBCTやCRのような実証研究により支持された心理社会的介入法に関する解説からも明らかである。厳密にいえば，AUDの治療に用いる薬物は，AUDの病因と治療の生物学的モデルに従っている。しかし，事実は薬物が試された結果，心理社会的な介入法として使われるようになり，生物心理社会的なアプローチをもたらしたのである。さらに，3つの薬物が「実証研究により支持されている」というのは，それぞれの薬とプラセボとの比較試験がもとになっている。例えば，naltrexoneとacamprosateとを直接比較した試験では有効性にほとんど違いはない。さらに，これらの薬物の研究は一般のアルコール依存患者に対して主に行われており，例えばアルコールを暴飲している人やアルコール乱用の患者に対してこれらの薬剤を使用した場合，それが実証研究により支持されているかどうかは明確ではない。もう1つは，ジスルフィラムは，50年以上前にアルコール治療に導入されて以来，その有効性については患者の処方計画に対するコンプライアンスの程度によって制限されてしまうことである。ジスルフィラムの使用は，BCTのしらふ契約の一部として行われるのと同様に，内服していることが監視されている場合においてのみ，実証研究により支持されていると言える。

　過去の研究は，AUDの薬物療法を臨床に応用する際にいくつか重要な疑問を残している。第1に，どの患者がどの薬物を使えば効果があるかが明らかにされていない。第2は，naltrexoneまたはacamprosateが，目標が断酒でなく，節酒の個人に対しては効果があるのかということや，もし一度でも患者が断酒期間の後に再び飲酒を始めてしまった場合には，それらの薬物を処方し続けるべきであるのかということが示されていない。第3は，心理社会的な介入法が，他の薬物と併用された場合に効果が異なるのかどうかが特に明らかにされていない。我々は，この疑問に対する研究がCBTに類する介入のような実証研究により支持さ

れた心理社会的な介入法で行われるべきであるとしている。これに関しては，naltrexone が「支持療法」と組み合わせた場合よりも，基本的な CBT と組み合わせた場合の方がより効果に有意な差があるというエビデンスがいくつか示されているのである。

**表8　実証研究により支持された AUD の薬物療法と作用機序**

| 薬物 | 機序 |
|---|---|
| acamprosate | 環境的なきっかけによる飲酒への渇望あるいは衝動を抑える |
| naltrexone | 脳内のアルコールにより放出されるオピオイドの作用を阻害することで，アルコールの報酬効果を下げる |
| ジスルフィラム（監督の下） | アルコールを消費した場合，身体的嫌悪反応を引き起こし，アルコールの代謝作用を阻害する |

## 4.5　相互（仲間同士の）自助グループ

　相互または自助グループのトピックは，人気があり，アルコール治療にとって重要であるため，本書のなかでも紹介しておく。例えば，Humphrey ら（2004）によると，米国においては約 170 万人の男女が依存症の自助グループのメンバーである。自助グループは人気がある一方で，その効果や有効性に関して無作為割付臨床試験あるいは他の実験的研究に基づいた実証的証拠はほとんどない。しかし，このトピックについてかなりの量の観察・相関的研究は行われており，アルコーリクス・アノニマス（AA）の 12 ステッププログラムにおいてはほとんど研究されているといってよい。近年では，この研究の質がかなり向上し，AA へ関わることがより良い治療結果につながることが示されている（これはアルコールや他の薬物の使用，またその他の分野でも機能する）。こうしてみていくと，我々の臨床経験では，12 ステップグループを基本的 CBT や BCT のような実証研究により支持された治療法の一部として用いた場合，非常に有効である可能性が高い（実際に，物質使用が安定したり，断酒からスリップや再発が起こることを防いだりするアプローチの一部として自助グループを用いている）。我々は 12 ステップグループに関わることの重要性は，変化を継続する手助けになることだと考えている。それは，自助グループは利用しやすく，無料または寄付で行われている。そのため，自助グループへのためらいが少なく，好きなときに利用でき，そして患者が治療の下で変化する努力をし続ける助けとなるのである。

　重要なことは，12 ステップ促進療法（twelve-step facilitation therapy：TSF；Nowinski et al., 1992）という方法が，1990 年代の初めに米国で実施された Project MATCH というアルコール治療の多施設臨床試験で介入法の 1 つとして用いられたということである。TSF はその試験で，動機づけ強化法と基本的 CBT と比べて，治療結果にほとんど差がなかった。その上，TSF は，AA への出席とフォローアップ中の断酒を継続した日数において他の 2 つの治療法よりも治療結果がよかった。Project MATCH のデータが 1990 年代後半に発表されて以来，TSF が他のいくつかの試験でも有効性を示し，そのため「実証研究により支持された」アルコー

自助グループへの参加が多くの患者にとって回復過程の重要な要素となる

治療法であるとされている。

　この20余年前は、アルコール使用のパターンを変えることを望む患者にとって自助グループといえばAAとその12ステップのようなものだけであった。あいにく、患者のなかには12ステップアプローチに特徴的な、(アルコールに対して)無力であることとスピリチュアリティを強調している点が受け入れられない者もいた。そのため、アルコール使用の変化を継続するプログラムの一部として必要であるそれらの重要性は理解されることがなかった。この問題を受けて、AAの他にいくつか代わりとなる方法が作られた。それらは12ステップモデルとは反対に、飲むか飲まないかについては個人のコントロール力を強調し(これは、これらのグループが節酒や「コントロールした」飲酒を目標にしているという意味ではない)、そしてプログラムの「根性」やスピリチュアリティにはふれることはない。これらの方法でよく知られた2つの例に、セルフ・マネージメント回復訓練(self-management and recovery training：SMART)としらふの非宗教団体(secular organizations for sobriety：SOS)がある。節制マネージメント(moderation management：MM)は、別の相互ヘルプグループであり、非宗教的なアプローチを使うが、MMは他の多くの相互ヘルプグループに比べて、断酒を主な目標として強調していない。節酒することに焦点を当てているため、MMの患者は、AAのメンバーと比べてアルコール依存になりにくく、アルコールの問題によって障害が少ない傾向にあるとされている(Humphreys & Klaw, 2001)。MMの別の特徴としては、インターネット上で相互ヘルプミーティングを使っている隠れたメンバーを掘り起こすことである。節酒に基づくアプローチには、議論がつきないが、このタイプのプログラムが他のプログラムでは埋め合わせできない需要を満たしていると信じる理由がある。そのように考えると、これも公衆衛生上の利益をもたらしていると考えられている(Humphreys, 2003)。このようなグループはAAほど普及していないため、利用も少ないが、AAの回復プログラムを受け入れられない患者に対して別の方法を提供することができる。また、これらの自助グループについては実証的な研究がほとんどされていないため、より効果的であるともいうことができない。一方では、個人がAAに代わる方法を使うことで、それに関する研究が積み重ねられることが期待できる。

　現在AAについて(また他の自助グループについて)の研究は十分ではなく、ミーティングに出席することがどのような患者に効果があるといえるかを臨床家が特定できるような実証的証拠がない。そのため、我々の一般的なガイダンスの方法は、臨床家が患者に自助グループを紹介し、利益となる可能性を説明し、そして患者に出席するかどうか決めさせることである。よく患者にはいくつかのミーティングに出席することを勧めている。それはどのミーティングが彼らにとってためになったか感想を聞くことができるからである。臨床家は、患者自身が気づいたいくつかの利点を強調し、引き続きミーティングに出席するように励ますことができる。

## 4.6 効果と予後

　第1章ですでに述べたように，予後についてはおおよそAUDの治療（第1章4節参照）と関連しているといえる。この章のはじめに述べてきた治療アプローチの有効性に関するエビデンスとここまでの知識を簡単にまとめておく。我々は，William Millar らの研究を基にしているが，彼らは1970年代後半から定期的にアルコール治療の結果に関する研究をレビューし，次々に新しく報告している。Millar, Wilbourne と Hettema（2003）による最近のサマリーでは，基準を満たした381の臨床試験について評価している。そのなかにはAUDを対象とした治療デザインや，統制群や対照群のような条件を設定したものや，研究対象を平均化する手続きが含まれていた（例えば治療条件の無作為化）。レビューでは，それぞれの研究で「累積エビデンススコア」を算出していた。47の異なる治療アプローチが，累積エビデンススコアを利用できる十分な研究であった。

　Miller ら（2003）はレビューのなかで，ポジティブな累積エビデンススコアが得られた18の治療法を特定し，それは総合的に支持された方法であることを示した。累積エビデンススコアに基づいて1位と2位にランクづけされたのは，我々がこの章の最初に強調した早期介入法と動機づけ強化法であった。また，コミュニティ強化法とカップル行動療法もポジティブな累積エビデンススコアを得た。認知行動療法のいくつかの技法でも特に，行動契約，ソーシャルスキル・トレーニング，行動セルフコントロールトレーニング，そして認知療法がポジティブなエビデンススコアが得られた。最後に，薬物療法の介入については，acamprosate と naltrexone の使用がどちらもポジティブなエビデンススコアが得られた。ジスルフィラムは現在では広く用いられていないが，結果的に，ポジティブな結果とネガティブな結果とが混在して，ポジティブなエビデンススコアは認められなかった。

　我々の治療介入法のレビューには，再発防止を含めた。再発防止に用いる多くは認知・行動的であり，特にハイリスクな状況で飲酒パターンに戻ることを回避するコーピングスキルを用いる。Miller ら（2003）のレビューによると，再発防止のために用いられるさまざまな認知・行動的な側面は効果が支持されたものの，その一つ一つの治療方法をみるとエビデンスは一致していなかった。それに反して，治療介入法の別のレビュー（McGovern & Carroll, 2003）では，再発防止に対する効果が支持された結果となった。Miller らもレビューのなかで，再発防止の研究はさまざまな認知・行動的介入が混ざっており，それがポジティブな結果とネガティブな結果を混在させた可能性があると指摘している。

　最後に，アルコホーリクス・アノニマスに関する研究には非常に多くの方法が用いられていることを述べておく。おそらく驚くことではないが，広義の自助グループの効果に利用されるデータには偏りがあり，結果も一致していない（McCrady et al., 2003; Miller et al., 2003）。一方で12ステップ促進療法は支持された方法であるが，この治療法もさらに体系的な研究が必要である。

> AUDに対する多くの治療アプローチの効果が実証されている

## 4.7　治療法の組み合わせ

治療には，よく複数の治療戦略が適用される

　患者のタイプはさまざまである。つまり，AUD の状態，アルコール関連問題，そして治療に利用できるサポート源や心理的援助の程度も異なる。これらの点をアセスメントし，治療計画を立てていくことになる。治療目標は，治療戦略と扱う問題をうまくつなぐことである。これにはしばしば複数の方法を用いる場合もある。例えば，アルコホーリクス・アノニマスに何度か出席させ，それが患者にとって有効であるかどうかを判断させることも珍しいことではない。また，補助的に薬物療法をすすめる場合もある。認知行動療法は，そのどちらか一方あるいはその両方の治療法とともに幅広く利用されている。治療法の組み合わせは，患者の状態を検討し，回復のために最もよい介入法が選ばれることが重要である。

## 4.8　治療における問題点

患者に治療の準備をさせ，出席について行動契約をつくることで治療ドロップアウト率を減らすことができる

　AUD の患者の治療にはさまざまな問題が伴う。もし問題が起きた場合は，それらの問題点を理解し，素早く対応することが重要である。

　臨床家がよく遭遇する問題の1つは，患者が治療からドロップアウトする場合である。これに対応する方法の1つは，患者の治療に何が必要かを理解することである。そこには，治療者が患者に何を期待しているのか，患者が治療者に何を期待できるのか，を話し合うことが含まれている。研究によると，患者に治療の準備をさせるためにセッションへの出席を増やすとしている。それは，治療過程での曖昧さが減り，治療への動機づけが高まるからであろう。

　他にもドロップアウトに対する対応がある。治療者と患者とが治療に出席する際のガイドラインを明確にし，書面上で行動契約を結ぶことである。こうした取り決めは，しばしば出席する日を決め，患者と治療者がいつ途中経過を振り返り，そしてその契約を新しくしていくのかということも含めて次のステップを決めることである。さらに，その契約には「最終セッション」の条文を含めることが重要であり，治療者と治療終結のセッションを欠席しないことを明示するのである。

　治療で直面する別のもう1つの難しい問題は，変化に対する動機づけが低いことやそれが一貫しないことである。それは，患者にとって目に見える変化の形がゆっくりであったり，困難を伴ったりする場合に動機づけを失うのである。このような事態を明らかにし，正常化することが必要である。治療者が患者とともに動機づけと変化しようというコミットメントを強めることが必要である。（この章で前述した動機づけ介入法を思い出してほしい）。そして特に，避けられない落胆や挫折が起こった時に，患者に希望と楽観性を与え，治療を継続するように促すことが必要である。

　一方で，当然ながら，治療者と患者が治療目標，役割，そしてそれぞれの責任についての考えを一致させておくことも重要である。治療計画にこれらの部分に不一致があると，治療者と患者との関係は悪く，治療経過の妨げになり，ドロップアウトが起きる可能性が高まることになるであろう。

## 4.9 さまざまな文化の検討

　これまで，実証研究により支持された治療法のなかで，さまざまな文化の違いに着目して行われた研究はほとんどない。第1章で述べたように，アルコール乱用は黒人やアジア系，ヒスパニック系よりも白人に多い。アルコール依存の割合は，その差は小さいが，アジア系よりも白人やネイティブアメリカン，ヒスパニック系に多い。多くの少数民族はAUDの割合がやや低いのに反して，少数民族のなかの人々は白人よりも，身体的にも社会的にも飲酒による害が大きい（Caetano, 2003参照）。さらに，少数民族文化の人々は治療プログラムに参加し，それを継続する割合が低いという研究もある。そのようなことから，少数民族の人々における治療結果に関する調査が優先的に重要となる。その証拠に，保健医療では，人種と民族の違いに関する研究が数多く必要とされているのである。

　残念なことに，治療結果をさまざまな文化の違いからみた研究はほとんどない。さらに，現在の研究報告では限定的な解釈に偏りがちになる。つまり，（a）治療結果から分かることは，治療アプローチの構造の違いではなく民族間の生まれもった人種の違いによること。（b）一般的な研究の除外基準では，少数派の患者が治療効果研究の対象から除外されること。（c）少数派の患者は治療に参加したり，それを継続する割合が少ない。そのため，治療動機づけが高い少数派の患者のみが治療効果の研究対象となっていること。（d）民族あるいは文化の区分けはあまりに広すぎるために分類の異なる患者を含めてしまい，グループ間での有意差が出ないこと（Schmidt et al., 2006）。これ以外にも，治療アプローチに特に文化的な配慮が不足しているにも関わらず，少数派の患者は白人の患者と比べて同程度にアルコール治療の効果があることを示すデータがある。例えば，大規模他施設共同試験のProject MATCHの結果によると，少数民族の参加者は白人の参加者と比べてアルコール治療の成績は同程度であった（Tonigan, 2003）。Project MATCHは，この章で述べたCBT, METそして12ステップ促進療法（TSF）の3つのマニュアルに沿った治療法を用いた。治療開始時には，白人，黒人そしてヒスパニック系はほぼ同じレベルのアルコール問題と，アルコール関連問題を伴い，そしてアルコール依存がみられた。しかし，治療開始時の他の指標は，白人の参加者の方がその他の参加者よりも治療成績の結果において有利であった。具体的には，黒人とヒスパニック系は，学歴が低く，低賃金で仕事をし，結婚や同棲をしている人が少なかったのである。さらに，黒人とヒスパニック系は治療セッションへの参加も少なく，行動変化のための準備性が低いと報告された。そして，白人と比べて治療への満足度も低かったのである。これらの指標から，黒人とヒスパニック系の患者に対して治療はうまくいかないだろうと予測されたのに反して，治療終了時における結果は3つの治療グループで，飲酒しなかった日数，一日の飲酒量，そしてアルコール関連問題について程度の差がなかった。さらに，外来患者のサブサンプルでは，治療終了後6カ月と12カ月時の調査において，黒人は白人と比べて飲酒頻度がより少なかった（Tonigan, 2003）。まとめると，Project MATCHでは治療法が文化的には厳密にデザインされておらず，黒人とヒスパニック系にとって不利な予測因子であったにも関わらず，治療結果をみると民族や人種の集団による違いはなかったということである。

依存症外来治療センターの患者を対象とした小規模な非無作為化割付治療研究でも，黒人と白人の両グループの重症度レベルが同程度であっても，黒人に対する白人の治療結果に違いがなかった（Brower & Carey, 2003）。BrowerとCareyの研究もProject MATCHの研究と同じように，黒人参加者の治療開始時の状態は，仕事がなかったり，収入が低かったり，結婚していなかったり，学歴が低かったり，健康状態が良くなかったりなど低い基準をもっていた。また，黒人参加者は白人参加者よりも治療時間が短かったが，治療結果をみると，両グループは同じように飲酒の日数と一日の飲酒量が減少していたことも報告された。研究者らは，黒人参加者の治療成績に寄与したと考えられる2つの要因を挙げている。つまり，黒人参加者は断酒のためのより強い社会的サポートを持っていたということ，そして白人参加者に比べてより長く研究に参加していたということである。

　特定の少数民族にとって，実証研究により支持されたいくつかの治療法は，他の治療法よりもより利益となるかもしれない。例えば，Project MATCHの研究では，ネイティブアメリカンはMETを用いた条件の方が，CBTやTSFを用いた条件に比べてより治療結果が良いことを示した（Villanueva et al., 2002）。やはりこれも，特定の少数民族に合わせた治療法が別の利益をもたらすかということについてはほとんど検討されていない。

　文化的な要素を考慮に入れてデザインされた治療法が，少数民族にとってさらに良い治療結果につながることが期待できる。Schmidtら（2006）は，さまざまな異なる少数民族の特徴に合わせた治療プログラムを作ることで，そのような少数派の患者がアルコール治療に参加し，そしてそれを継続させることができると指摘している。Schmidtらのサマリーのなかにあるように「文献によって明らかにされたおそらく最も重要なことは，アルコール問題の治療に関して，民族と人種の性質の違いが隠れ，妥当性と有効性の検討が不十分であるということである」（2006, 53頁）。文献ではわずかな報告しかないが，研究者と臨床家は治療過程で文化的要素にも関心を持つ必要がある。アセスメントと個人に合った治療計画が，患者一人一人の治療法となり，それぞれに応じて個人の文化的な背景にも関心が払われるべきである。

# 5 参考図書

## 書 籍

Center for Substance Abuse Treatment (1999). Enhancing motivation for change in substance abuse treatment. DHHS Pub.
このすぐれた専門書は，物質使用障害の患者が変化への動機を強めるためにデザインされた方略の概要を表している。

Conners, G. J., Donovan, D. D., & DiClemente, C. C. (2001). Substance abuse treatment and the stage of change.
この本は，アルコール・薬物乱用の治療における変化モデルのステージの応用について包括的に分かりやすく解説している。

Marlatt, G. A., & Donovan, D. D. (Eds.)(2005). Relapse prevention: Maintenance strategies in the treatment of addictive behaviors (2nd ed.). New York: Guilford Press. 邦訳：原田隆之訳『リラプス・プリベンション：依存症の新しい治療』（日本評論社，2011）
この本は，再発の特性を理解し，再発にハイリスクな状況を回避または別の対処行動を患者に準備させる上で，非常にすぐれた情報源となる。

Meyers, W. R., & Smith, J. E. (1995). Clinical guide to alcohol treatment: The community reinforcement approach. New York: Guilford Press.
地域社会による強化アプローチは，アプローチを応用するためにデザインされた関連する臨床上の技法と戦略に則って，この本のなかで詳細に述べられている。

Miller, W. R., & Rollnick, S. (2002). Motivational interviewing: Preparing people for change (2nd ed.). New York: Guilford Press. 邦訳：松島義博，後藤恵訳『動機づけ面接：基礎・実践編』（星和書店，2007）
この本は動機づけ面接に関する優れた本である。動機づけ面接は，行動変化を達成するためにしばしば邪魔になる相反する感情を克服するために今日広く用いられている臨床上の戦略である。

O'Farrell, T. J., & Fals-Stewart, W. (2006). Behavioral couples therapy for alcoholism and drug abuse. New York: Guilford Press.
この本は，カップル行動療法を行うための，実践的で実用的なガイドブックとなっている。

Rollnick, S., Mason, P., & Butler, C. (1999). Health behavior change. New York: Elsevier. 邦訳：地域医療振興協会公衆衛生委員会 PMPC 研究グループ監訳『健康のための行動変容：保健医療従事者のためのガイド』（法研，2001）
保健衛生を仕事とする人向けに書かれている。専門家向けに，行動を変化させたいという患者と生産的な活動を行うための準備戦略を持っているカウンセラーを紹介している。

Sobell, M. B., & Sobell, L. C. (1993). Problem drinkers: Guided self-change treatment. New York:

Guilford Press.

問題飲酒者と取り組むための構造化されたアプローチを，専門家向けに分かりやすく解説してある。

Washton, A. M., & Aweben, J. E. (2006). Treating alcohol and drug problems in psychotherapy practice. New York: Guilford Press.

診療室中心の実践環境のなかで物質使用障害の患者と向き合っていくための統合モデルが提案されている．大変有用な本である。

## ウェブサイト

### 患者向け

Software to assist with moderating drinking (Behavior Therapy Associates; Reid Hester)
    http://www.selfbelpmagazine.com/aboutIstaff/software.html
Self-Help Magazine: Alcohol, Tobacco, & Other Drugs
    http://www.selfhelpmagazine.comIarticles/atd/index.shtml
Drinker's Check-Up (Reid Hester)
    http://www.drinkerscheckup.com
Smart Recovery
    http://www.smartrecoveiy.org
Moderation Management
    http://www.moderation.org
Alcoholics Anonymous (official website)
    http://www.alcoholics-anonymous.org
Secular Organizations for Sobriety
    http://www.secularsobriety.org
Alcohol Screening.org
    http://www.alcoholscreening.org

### 治療者向け

Cancer Prevention Resource Center (home of the Transtheoretical Model; James Prochaska)
    http://www.uri.edulresearchlcprc/about-us.htm
Center on Alcoholism, Substance Abuse, and Addictions (William Miller)
    http://casaa.unm.edu
World Health Organization, Management of Substance Abuse
    http://www.who.indsubstance_abuse/en
NIAAA Professional Education Materials
    http://www.niaaa.nih.gov/Publications/EducationTrainingMaterials/default.htm
Project Mainstream - Improving Substance Abuse Education for Health Professionals

## 5．参考図書

http://www.projectmainstream.net

Alcohol and Health - Boston Medical Center, Boston University
   http://www.bu.edWactIalcoholandhealth/index.html

Addiction Technology Transfer Center
   http://www.nattc.org/index.html

NIAAA - Helping Patients Who Drink Too Much: A Clinician's Guide
   http://pubs.niaaa.nih.gov/publications/Practitioner/CliniciansGuide2005/clinicians_guide.htm

NIAAA - Assessing Alcohol Problems: A Guide for Clinicians and Researchers
   http://pubs.niaaa.nih.gov/publications/Assesing%2OAlcohol/index.htm


## 患者ならびに治療者向け

Guided Self-Change Clinic
   http://www.nova.edu/gsc

NIAAA Fact Sheets, Pamphlets, Brochures, and Posters
   http://www.niaaa.nih.gov/Publications/PamphletsBrochuresPosters/English

Center for Substance Abuse Treatment (includes a facility locator)
   http://csat.samhsa.gov

# 6 文 献

Allen, J. P., Sillanaukee, P., Strid, N., & Litten, R. Z. (2003). Biomarkers of heavy drinking. In J. P. Allen & V. B. Wilson (Eds.), Assessing alcohol problems (2nd ed.) (pp. 37-53). Bethesda, MD: National Institutes of Health.

Allen, J. P., & Wilson, V. B. (Eds.). (2003). Assessing alcohol problems: A guide for clinicians and researchers (2nd Ed.). Bethesda, MD: National Institutes of Health. Available at http://pubs.niaaa.nih.gov/publications/Assesing%2oAlcohollindex.htm.

American Psychiatric Association. (1994). Diagnostic and statistical manual of mental disorders (4th ed.). Washington, DC: American Psychiatric Association.

American Psychiatric Association. (2000). Diagnostic and statistical manual of mental disorders (4th ed., text revision). Washington, DC: American Psychiatric Association.

Annis, H. M. (1987). Situational Confidence Questionnaire. Toronto: Addiction Research Foundation.

Annis, H. M., & Graham, J. M. (1988). Situational Confidence Questionnaire user's guide. Toronto: Addiction Research Foundation.

Annis, H. M., & Martin, G. (1985). Inventory of drug-taking situations. Toronto: Addiction Research Foundation.

Annis, H. M., Turner, N. E., & Sklar, S. M. (1997). Inventory of drug-taking situations: User's guide. Toronto: Addiction Research Foundation, Centre for Addiction and Mental Health.

Babor, T. F. (1994). Avoiding the horrid and healthy sin of drunkenness: Does dissuasion make a difference? Journal of Consulting and Clinical Psychology, 62, 1127-1140.

Bandura, A. (1969). Principles of behavior modification. Englewood Cliffs, NJ: Prentice Hall.

Bandura, A. (1977). Social learning theory. Englewood Cliffs, NJ: Prentice Hall.

Bandura, A. (1986). Social foundations of thought and action. A social cognitive theory. Englewood Cliffs, NJ: Prentice Hall.

Bien, T. H., Miller, W. R., & Tonigan, J. S. (1993). Brief interventions for alcohol problems: A review. Addiction, 88, 315-336.

Breslin, F. C., Sobell, L. C., Sobell, M. B., & Agrawal, S. (2000). A comparison of a brief and long version of the Situational Confidence Questionnaire. Behvior Research and Therapy, 38, 1211-1220.

Brower, K. J., & Carey, T. L. (2003). Racially related health disparities and alcoholism treatment Outcomes. Alcoholism: Clinical and Experimental Research, 27, 1365-1367.

Caetano, R. (2003). Alcohol-related health disparities and treatment-related epidemiological findings among Whites, Blacks, and Hispanics in the United States. Alcoholism: Clinical and Experimental Research, 27, 1337-1339.

Carey, K. B., & Maisto, S. A. (2006). Motivational interviewing for patients with co-occurring substance abuse and mental illness. Invited workshop presented at Hutchings Psychiatric

Center, Department of Psychiatry, SUNY Upstate Medical University, Syracuse, NY January.
Carey, K. B., Purnine, D. M., Maisto, S. A., & Carey, M. P. (1999). Assessing readiness to change substance abuse: A critical review of instruments. Clinical Psychology: Science and Practice, 6, 245-266.
Carroll, K. M. (1998). A cognitive-behavioral approach: Treating cocaine addiction. Rockville, MD: National Institute on Drug Abuse.
Center for Substance Abuse Treatment. (1999). Enhancing motivation for change in substance abuse treatment. Treatment Improvement Protocol (TIP) Series, No. 35. DHHS Pub. No. (SMA) 05-4081. Rockville, MD: Substance Abuse and Mental Health Services Administration.
Connors, G. J., Longabaugh. R., & Miller, W. R. (1996). Looking forward and back to relapse: Implications for research and practice. Addiction, 91 (Supplement), 191-196.
Davidson, R. (1998). The transtheoretical model: A critical overview. In W. R. Miller & N. Heather (Eds.), Treating addictive behaviors (2nd ed.) (pp. 25-38). New York: Plenum.
Dawson, D. A., Grant, B. F., Stinson, F., Chou, P. S., Huang, B., & Juan, W. J. (2005). Recovery from DSM-IV alcohol dependence: United States, 2001-2002. Addiction, 100, 281-292.
DiClemente. C. C., Carbonari. J. P., Montgomery, R. P. G., & Hughes, S. O. (1994) The Alcohol Abstinence Self-Efficacy Scale. Journal of Studies on Alcohol, 55, 141-148.
Donovan, D. M. (1988). Assessment of addictive behaviors: Implications of an emerging biopsychosocial model. In D. M. Donovan & G. A. Marlatt (Eds.), Assessment of addictive behaviors (pp. 3-48). New York: Guilford Press.
Donovan, D. M. (2005). Assessment of addictive behaviors for relapse prevention. In D. M. Donovan & G. A. Marlatt (Eds.), Assessment of addictive behaviors (2nd ed.) (pp. 1-48). New York: Guilford Press.
Donovan D. M., & Marlatt G. A. (Eds.). (2005), Assessment of addictive behaviors. New York: Guilford Press.
Edwards, G., & Gross, M.M. (1976). Alcohol dependence: Provisional description of a clinical syndrome. British Medical Journal, 1, 1058-1061.
Engel. G. L. (1977). The need for a new medical model: A challenge for biomedicine. Science, 196, 129-136.
Engel, G. L. (1980). The clinical application of the biopsychosocial model. American Journal of Psychiatry, 137, 535-544.
Finney, J. W., Moos, R. H., & Timko, C. (1999). The course of treated and untreated sub-stance use disorders: Remission and resolution, relapse and mortality. In B. S. McCrady & E. F. Epstein (Eds.). Addictions: A comprehensive guidebook (pp. 30-49). New York: Oxford University Press.
Folkman, S., & Lazarus, R. 5. (1988). Ways of Coping Questionnaire (Research ed.) Redwood City, CA: Consulting Psychologists Press, Inc.
Gonzalez, V. M., Schmitz, J. M., & DeLaune, K. A. (2006). The role of homework in cognitive-behavioral therapy for cocaine dependence. Journal of Consulting and Clinical Psychology, 74, 633-637.

Grant, B. F. (1997). Prevalence and correlates of alcohol use and DSM-IV alcohol dependence in the United States: Results of the National Longitudinal Alcohol Epidemiologic Survey. Journal of Studies on Alcohol, 58, 464-473.

Grant, B. F., & Dawson, D. A. (1999). Alcohol and drug use, abuse, and dependence: Classification, prevalence, and comorbidity. In B. S. McCrady & E. E. Epstein (Eds.), Addictions. A comprehensive guidebook (pp. 9-29). New York: Oxford University Press.

Grant, B. F., Dawson, D. A., Stinson, F. S., Chou, S. P., Dufour, M. C., & Pickering, R. P. (2004). The 12-month prevalence and trends in DSM-IV alcohol abuse and dependence: United States, 1991-1992 and 2001-2002. Drug and Alcohol Dependence, 74, 223-234.

Guyatt, G. (1992). Critical evaluation of radiologic technologies. Canadian Association of Radiologists Journal, 43, 6-7.

Higgins, S. T., & Petry, N. M. (1999). Contingency management. Alcohol Research and Health, 23, 122-127.

Humphreys, K. (2003). A research-based analysis of the Moderation Management controversy. Psychiatric Services, 54, 621-622.

Humphreys, K., & Klaw, E. (2001). Can targeting nondependent problem drinkers and providing internet-based services expand access to assistance for alcohol problems? A study of the Moderation Management self-help/mutual aid organization. Journal of Studies on Alcohol, 62, 528-532.

Humphreys, K., Wing, S., McCarty, D., Chappel, J., Gallant, L., Haberle, B., et al. (2004). Self-help organizations for alcohol and drug problems: Toward evidence-based practice and policy. Journal of Substance Abuse Treatment, 26, 151-158.

Institute of Medicine. (1990). Alcohol problems. Washington, DC: National Academies Press.

Institute of Medicine. (2001). Primary care. Washington, DC: National Academies Press.

Kazantzis, N., Deane, F. P., & Ronan, K. R. (2000). Homework assignments in cognitive and behavioral therapy: A meta-analysis. Clinical Psychology: Science and Practice, 7, 189-202.

Kazantzis, N., Deane, F. P., & Ronan, K. R. (2004). Assessing compliance with homework assignments: Review and recommendations for clinical practice. Journal of Clinical Psychology, 60, 627-641.

Kazantzis, N., Deane, F. P., Ronan, K. R., & L'Abate, L. (2005). Using homework assignments in cognitive-behavioral therapy. New York: Routledge.

Levant, R. F. (2004). The empirically validated treatments movement: A practitioner/educator perspective. Clinical Psychology: Science and Practice, 11, 219-224.

Lingford-Hughes, A. R., Welch, S., & Nutt, D. J. (2004). Evidence-based guidelines for the pharmacological management of substance misuse, addiction, and comorbidity: Recommendations from the British Association for Psychopharmacology. Journal of Psychopharmacology, 18, 293-335.

Litman, G. K., Stapleton, J., Oppenheim, A. N., & Peleg, M. (1983). An instrument for measuring coping behaviors in hospitalized alcoholics: Implications for relapse prevention and treatment. British Journal of Addiction, 78, 269-276.

Litman, G. K., Stapleton, J., Oppenheim, A. N., Peleg, M., & Jackson, P. (1984). The relationship between coping behaviors and their effectiveness and alcoholism relapse and survival.

British Journal ofAddiction, 79, 283-291.

Maisto, S. A., McKay, J. R., & Tiffany, S. T. (2003). Diagnosis. In J. P. Allen & V. B. Wilson (Eds.), Assessing alcohol problems (2nd ed.) (pp. 55-74). Bethesda, MD: National Institutes of Health.

Marlatt, G. A., & Donovan, D. M. (Eds.). (2005). Relapse prevention: Maintenance strategies in the treatment of addictive behaviors (2nd ed.). New York: Guilford Press.

Marlatt, G. A., & Gordon, J. (1980). Determinants of relapse: Implications for the maintenance of behavior change. In P. 0. Davidson & S. M. Davidson (Eds.), Behavior medicine: Changing health lifestyles (pp. 410-452). New York: Bunner/Mazel.

Marlatt, G. A., & Gordon, J. (Eds.). (1985). Relapse prevention. New York: Guilford Press.

Marlatt, G. A., & Witkiewitz, K. (2005) Relapse prevention for alcohol and drug problems. In G. A. Marlatt & D. M. Donovan (Eds.), Relapse prevention (2nd ed.) (pp. 1-44). New York: Guilford Press.

McCrady, B. S., Horvath, A. T., & Delaney, S. I. (2003). Self-help groups. In R. K. Hester & W.R. Miller (Eds.), Handbook of alcoholism treatment approaches: Effective alternatives (3rd ed.) (pp. 165-187). Boston: Allyn and Bacon.

McCrady, B. S., Noel, N. E., Abrams, D. B., Stout, R. L., Nelson, H. F., & Hay, W. F. (1986). Comparative effectiveness of three types of spouse involvement in outpatient behavioral alcoholism treatment. Journal of Studies on Alcohol, 47, 459-467.

McGovern, M. P., & Carroll, K. M. (2003). Evidence-based practice for substance use disorders. Psychiatric Clinics of North America. 26, 991-1010.

McGovern, M. P., Fox, T. S., Xie, H., & Drake, R. E. (2004). A survey of clinical practices and readiness to adopt evidence-based practices: Dissemination research in an addiction research system. Journal of Substance Abuse Treatment, 26, 305-312.

Meyers. R. J., & Smith. J. E. (1995). Clinical guide to alcohol treatment: The community reinforcement approach. New York: Guilford Press.

Meyers, R. J., Villanueva, M., & Smith, J. E. (2005). The community reinforcement approach: History and new directions. Journal of Cognitive Psychotherapy, 19, 247-260.

Miller, W. R., Benefield, R. G., & Tonigan, J. S. (1993). Enhancing motivation for change in problem drinking: A controlled comparison of two therapist styles. Journal of Consulting and Clinical Psychology, 61, 455-461.

Miller, W. R., Heather, N., & Hall, W. (1991). Calculating standard drink units: International comparisons. British Journal of Addiction, 86, 43-47.

Miller, W. R., & Hester, R. K. (2003). Treating alcohol problems: Toward an informed eclecticism. In R. K. Hester & W. R. Miller (Eds.), Handbook of alcoholism treatment approaches: Effective alternatives (3rd ed.) (pp. 1-12). Boston: Allyn & Bacon.

Miller, W. R., & Rollnick, S. (Eds.) (2002). Motivational interviewing (2nd ed.). New York: Guilford Press.

Miller, W. R.,Tonigan, S.,& Longabaugh, R. (1995). The Drinker Inventory of Consequences (DrInC): An instrument for assessing adverse consequence of alcohol abuse. NIAAA Project MATCH Monograph Series. Vol. 4 Washington, DC: Government Printing Office.

Miller, W. R., Walters, S. T., & Bennett, M. E. (2001). How effective is alcoholism treatment in the

United States? Journal of Studies on Alcohol, 62, 211-220.

Miller, W. R., Wilbourne, P. L., & Hettema, J. F. (2003). What works? A summary of alcohol treatment outcome research. In R. K. Hester & W. R. Miller (Eds.), Handbook of alcoholism treatment approaches: Effective alternatives (3rd ed.) (pp. 13-63). Boston: Allyn and Bacon.

Monti, P. M., Abrams, D. B., Kadden, R. M., & Cooney, N. L. (1989). Treating alcohol dependence: A coping skills training guide. New York: Guilford Press.

Monti, P. M., Kadden, R. M., Rohsenow, D. I., Cooney, N. L., & Abrams, D. B. (2002). Treating alcohol dependence: A coping skills training guide (2nd ed.). New York: Guilford Press.

Moos, R. H. (1995). Development and application of new measures of life stressors, social resources, and coping responses. European Journal of Psychological Assessment, 11, 1-13.

Morgenstern, J., & Longabaugh. R. (2000). Cognitive-behavioral treatment for alcohol dependence: A review of evidence for its hypothesized mechanisms of action. Addiction, 95, 1475-1490.

National Institute on Alcohol Abuse and Alcoholism. (2005). Helping patients who drink too much: A clinician's guide (2005 ed). NIH Pub No. 05-3769. Bethesda, MD: U.S. Department of Health and Human Services. Retrieved February 8, 2007, from http:// pubs.niaaa.nih.gov/publications/Practitioner/CliniciansGuide2005/cliniciansguide.htm.

National Institute on Alcohol Abuse and Alcoholism. (2007). What is a safe level of drinking? In FAQs for the general public- English. Retrieved February 8, 2007 from http://www.niaaa.nih.gov/FAQs/General-EnglishJFAQs13.htm.

Nowinski, J., Baker, S., & Carroll, K. (1992). Twelve step facilitation therapy manual: A clinical research guide for therapists treating individuals with alcohol abuse and dependence. NIAAA Project MATCH Monograph Series, Vol. I Washington, DC: Government Printing Office.

O'Brien, C. P. (2001). Drug addiction and drug abuse. In J. G. Hardman & L. E. Limbird (Eds.), Goodman and Gilman's: The pharmacological basis of therapeutics (10th ed.) (pp. 621-643). New York: McGraw-Hill.

O'Farrell, T. J., & Fals-Stewart, W. (2000). Behavioral couples therapy for alcoholism and drug abuse. Journal of Substance Abuse Treatment, 18, 51-54.

O'Farrell, T. J., & Fals-Stewart, W. (2002). Behavioral couples and family therapy for substance abusers. Current Psychiatry Reports. 4, 371-376.

O'Farrell, T. J., & Fals-Stewart, W. (2003). Marital and family therapy. In R. K. Hester & W. R. Miller (Eds.), Handbook of alcoholism treatment approaches: Effective alternatives (3rd ed.) (pp. 188-212). Boston: Allyn & Bacon.

Prochaska, J. O., DiClemente, C. C., & Norcross, J. J. C. (1992). In search of how people change. American Psychologist, 47, 1102-1114.

Project MATCH Research Group. (1997). Matching alcoholism treatments to client heterogeneity: Project MATCH posttreatment drinking outcomes. Journal of Studies on Alcohol, 58, 7-29.

Rolinick, S., Mason, P., & Butler, C. (1999). Health behavior change. New York: Elsevier.

Rush, A. J. (Ed.) (2000). Handbook of psychiatric measures. Washington, DC: American Psychiatric Press.

Saunders, J. B., Aasland, O. G., Babor, T. F., DeLaFuente, J. R., & Grant, M. (1993). Development of the Alcohol Use Disorders Identification Test (AUDIT): WHO collaborative project on early detection of persons with harmful alcohol consumption. Addiction, 88, 791-804.

Schmidt, L., Greenfield, T., & Mulia, N. (2006). Unequal treatment: Racial and ethnic disparities in alcoholism treatment services. Alcohol Research and Health, 29, 49-54.

Schonfeld, L., Peters, R., & Dolente, A. (1993). SARA: Substance Abuse Relapse Assessment: Professional manual. Odessa, FL: Psychological Assessment Resources.

Schuckit, M. A., Anthenelli, R. M., Bucholz, K. K., Hesselbrock, V. M., & Tipp, J. (1995). The time course of development of alcohol-related problems in men and women. Journal of Studies on Alcohol, 56, 218-225.

Schuckit, M. A., Daeppen, J. B., Tipp, J. E., Hesselbrock, M., & Bucholz, K. K. (1998). The clinical course of alcohol-related problems in alcohol dependent and nonalcohol dependent drinking women and men. Journal of Studies on Alcohol, 59, 581-590.

Schuckit, M. A., Smith, T. L., Danko, G. P., Bucholz, K. K., Reich, T., & Bierut, L. (2001). Five-year clinical course associated with DSM-IV alcohol abuse or dependence in a large group of men and women. American Journal of Psychiatry, 158, 1084-1090.

Shaffer, H. J., LaPlante, D. A., LaBrie, R. A., Kidman, R. C., Donato, A. N., & Stanton, M. V. (2004). Toward a syndrome model of addiction: Multiple expressions, common etiology. Harvard Review of Psychiatry, 12, 267-274.

Singleton, E. G. (1997). Alcohol Craving Questionnaire (ACQ-NOW). Alcohol and Alcoholism, 32, 344.

Sobell, L. C., Agrawal, S., & Sobell, M. B. (1999). Utility of liver function tests for screening "alcohol abusers" who are not severely dependent on alcohol. Substance Use and Misuse, 34, 1723-1732.

Sobell, L. C., Cunningham, J. A., & Sobell, M. B. (1996). Recovery from alcohol problems with and without treatment: Prevalence in two population surveys. American Journal of Public Health, 86, 966-972.

Sobell, L. C., Cunningham, J. A., Sobell, M. B., Agrawal, S., Gavin, D. R., Leo, G. I. et al. (1996). Fostering self-change among problem drinkers: A proactive community intervention. Addictive Behaviors, 21, 817-833.

Sobell, L. C., & Sobell, M. B. (1992). Timeline follow-back: A technique for assessing self-reported ethanol consumption. In I. Allen & R. Litten (Eds.), Techniques to assess alcohol consumption (pp. 41-72). Clifton, NJ: Humana Press.

Sobell, L. C., & Sobell, M. B. (2003). Assessment of drinking behavior. In J. P. Allen & V. B. Wilson (Eds.), Assessing alcohol problems (2nd ed.) (pp. 75-100). Bethesda, MD: National Institutes of Health.

Sobell, M. B., & Sobell, L. C. (2000). Stepped care as a heuristic approach to the treatment of alcohol problems. Journal of Consulting and Clinical Psychology, 68, 573-579.

Substance Abuse and Mental Health Services Administration. (2005). 2005 National Survey on Drug Use and Health: Detailed tables. U.S. Department of Health and Human Services. Retrieved January 26, 2007 from http://oas.samhsa.gov/nsduh/2k5nsduh/tabs/sect2petabs1to57.htm.

Sutton, 5. (1996). Can "stages of change" provide guidance in the treatment of addictions? A critical examination of Prochaska and DiClemente's model. In G. Edwards & C. Dare (Eds.), Psychotherapy psychological treatments and the addictions (pp. 189-205). New York: Cambridge University Press.

Tonigan, J. S. (2003). Project Match treatment participation and outcome by self-reported ethnicity. Alcoholism: Clinical and Experimental Research, 27, 1340-1344.

Vaillant, G. E. (1983). The natural history of alcoholism. Causes, patterns, and paths to recovery. Cambridge, MA: Harvard University Press.

Villanueva, M., Tonigan, J. S., & Miller, W. R. (2002). A retrospective study of client-treatment matching: Differential treatment response of Native American alcoholics in Project MATCH. Alcoholism: Clinical and Experimental Research, 26(Supplement), 83A.

West, R. (2005). Time for a change: Putting the transtheoretical (stages of change) model to rest. Addiction, 100, 1036-1039.

Whitlock, F. P., Polen, M. R., Green, C. A., Orleans, T., Klein, J. (2004). Behavioral counseling interventions in primary care to reduce risky/harmful alcohol use by adults: A summary of the evidence for the U.S. Preventive Services Task Force. Annals of Internal Medicine, 140, 557-568.

Witkiewitz, K., Marlatt, G. A., & Walker, D. (2005). Mindfulness-based relapse prevention for alcohol and substance use disorders. Journal of Cognitive Psychotherapy, 19, 211-228.

World Health Organization (WHO). (1992). International classification of diseases and related health problems (10th revision). Geneva. Switzerland: WHO.

World Health Organization (WHO). (2004). Global status report on alcohol - 2004. Geneva. Switzerland: WHO.

# 7 付録：ツールと資料

## 7.1 概　観

　この付録には，アルコール使用障害の評価と治療に使用できるいくつかのひな型が載せてある。我々はこれらを多くの治療研究に用いて，治療を行う上で臨床的に有用であることを確かめている。

## 7.2 簡易版飲酒問題リスト（Short Inventory of Problems: SIP）

　SIP（Miller et al., 1995）は，過去のアルコール使用に関連した良くない結果の短い一覧表である。個々に挙げたバージョンは，半生を振り返ってそのような問題を評価しようと開発されたものである。過去90日や1年間といった，特に知りたい期間について評価することもできる。飲酒に関連した影響や範囲を特定し，これらの影響を患者と振り返る目的で，臨床においてしばしば用いられる。

## 7.3 意志決定の天秤（decisional balance）
　　　　──飲酒と断酒の是非

　このワークシートは，患者自身が飲酒と断酒のそれぞれの利益・不利益を確かめるために用いられる。そこで集めた情報は，変化の利益・不利益の相対的な重さを測る「意思決定の天秤」に用いられる。

## 7.4 変化のための準備性のもの差し

　この変化のための準備性のもの差しは，患者が飲酒行動を変化させるための現時点での準備性を評価するために用いられる。そのもの差しは，飲酒を止めるもしくは減らそうとする（あるいは他の行動様式に変化させる）ための準備性を評価するために用いることができ，各治療セッションの開始時や終了時などいつでも何度でも施行できる。

## 7.5　断酒の自己効力感尺度（AASE）

　AASE（DiClemente et al., 1994）は，さまざまな状況における飲酒の衝動と禁酒する自信の度合いを評価するものである。20の質問に2回ずつ答える。1つは衝動について，もう1つは禁酒の効力感についてである。

　点数は，次の4つの尺度（それぞれ効力感と衝動について）のカッコ内の項目を加えて算出される。否定的な感情（3, 6, 14, 16, 18），社交的／積極的（4, 8, 15, 17, 20），身体および他者への関心（2, 5, 9, 12, 13），渇望と衝動（1, 7, 10, 11, 19）。高得点であるということは，こうした状況と関連する効力感（あるいは衝動）がより強いということを示している。

## 7.6　毎日の飲酒日記

　患者に，日々の飲酒についてモニタリングさせることはしばしば有用である。この書式は，患者が治療セッション間の各日に記入することができ，飲酒した時の情報やその時の状況（例えば場所，誰と一緒にいたか，その時の思考や認知，気分）に関する情報，飲酒した量，そして飲酒したことによる影響といったものを知ることができる。この書式はまた，例えば飲酒衝動の記録など他の側面に関しても評価するように修正できる。日記をつけることによって得られる情報は，患者の飲酒についての機能分析を行ったり飲酒してしまうハイリスクな状況を特定することができるのである。

## 7.7　飲酒行動の機能分析のためのワークシート

　このワークシートは，患者の飲酒行動の機能分析を行うために用いることができる。患者は治療者と一緒にもしくは共同で，飲酒に至る前ぶれ，実際の飲酒行動の要因やその影響（長期的なものと同様に短期的なものも）を同定するという目標を持って書式を記入していく。

## 7.8　アルコール使用障害質問票（Alcohol Use Disorders Identification Test: AUDIT）

　AUDIT（Saunders et al., 1993）は，飲酒による問題を評価するために利用できる簡易で効果的な質問紙表である。この尺度の点数のつけ方と解釈については以下のようである。

　質問1〜8は0, 1, 2, 3, 4で採点する（得点が高いほど，より頻回に飲酒し，それによる多くの影響を受けていることを反映している）。質問9と10は，0, 2, 4だけで採点する。最小得点は0点（飲酒しない）であり，最高得点は40点となる。8点以上の得点になると，危険もしくは有害な飲酒であることが

## 7.9　過去1カ月間のアルコール使用

　過去1カ月間のアルコール使用をカテゴリー別に示した，男性用と女性用の円グラフを載せておいた。このグラフは，患者に彼らのアルコール使用が他人の飲酒と比べてどうかということを考えさせるきっかけとなる。

## 7.10　飲酒のハイリスク状況の特定と対処法

　このワークシートは，過去の飲酒と関連した状況や患者が将来において飲酒する危険のある状況を患者にリストアップしてもらうものである。ハイリスクな状況とは，飲酒の危険と潜在的に関連した出来事，考え，状況，場所，人によって決定される。そこで患者は，飲酒のハイリスクな状況に直面した際の対処法を明らかにすることができる。このワークシートは，再発予防という点で特に有用なものとなる。

## 7.11　再発が起きたらどうするべきか

　飲酒の再発は，特に治療の初期段階においてはしばしば見られることである。患者にとってそのような状況に直面した時に，また，再発してしまった時にどう対処するかの準備をしておくことが重要なことである。もし再発してしまった場合に患者がとるべき行動がこの資料に書かれている。

## 簡易版飲酒問題リスト（Short Inventory of Problems：SIP）

　ここに，時々経験されるいくつかの出来事を挙げてあります。それぞれ注意深く読んで，あなたがいままでに経験したかどうかについて「はい」，「いいえ」に○をつけてください。質問項目が自分とは関係ない場合は「いいえ」に○をしてください。

あなたにはこんなことがありませんでしたか？

| | | |
|---|---|---|
| 1. 飲酒のせいで不幸だった | いいえ | はい |
| 2. 飲酒のせいできちんと食事をとらなかった | いいえ | はい |
| 3. 飲酒のせいで期待にこたえることができなかった | いいえ | はい |
| 4. 飲酒のせいで罪悪感あるいは恥を感じた | いいえ | はい |
| 5. 飲酒のために愚かなリスクを冒してきた | いいえ | はい |
| 6. 飲酒した際に，一時の感情で後悔するようなことをしてしまった | いいえ | はい |
| 7. 飲酒によって身体的健康が害されてきた | いいえ | はい |
| 8. 飲酒のせいで金銭的問題を抱えてしまった | いいえ | はい |
| 9. 飲酒によって身体的外観が損なわれてきた | いいえ | はい |
| 10. 私の飲酒によって家族が傷つけられてきた | いいえ | はい |
| 11. 飲酒によって友情や親密な関係が損なわれてきた | いいえ | はい |
| 12. 飲酒は私が人として成長することを邪魔してきた | いいえ | はい |
| 13. 飲酒は私の社会生活，評判，信望を損ねてきた | いいえ | はい |
| 14. 飲酒のせいでたくさんのお金を使ったり失ったりしてきた | いいえ | はい |
| 15. 飲酒中または酩酊中に事故に遭った | いいえ | はい |

---

このページは臨床での個人使用であれば，購入者は複写可能。
From: S. A. Maisto, G. J. Connors, & R. L. Dearing: Alcohol Use Disorders ©2007 Hogrefe & Huber Publishers

## 意思決定の天秤（decisional balance）——飲酒と断酒の是非

　今の行動を変化させることを考える時に，その行動を変化させることと続けることのそれぞれの利益と損失を挙げてみるのが役立ちます。この練習帳に記入することは，あなたが，変化を起こすことの損益を検討し，自分の飲酒を変化させようという意思決定に関わる問題を検討するのに役立つでしょう。変化を起こすためには，利益が損害を上回るように天秤の皿が傾く必要があります。

飲酒によりもたらされる利益を以下に挙げてください。




飲酒によりもたらされる損失を以下に挙げてください。




断酒によりもたらされる利益を以下に挙げてください。




断酒によりもたらされる損失を以下に挙げてください。

## 変化のための準備性のもの差し

　下に示したもの差しに，あなたが今感じていることにぴったり当てはまる数字に○をつけてください。

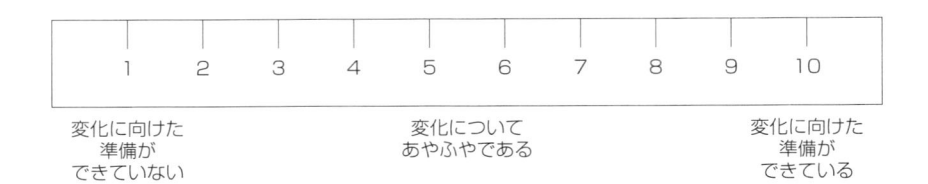

| 1 | 2 | 3 | 4 | 5 | 6 | 7 | 8 | 9 | 10 |

変化に向けた　　　　　　　　変化について　　　　　　　　変化に向けた
準備が　　　　　　　　　　　あやふやである　　　　　　　準備が
できていない　　　　　　　　　　　　　　　　　　　　　　できている

## 断酒の自己効力感尺度（AASE）

飲酒に至ってしまうようないくつかの状況を下に挙げてあります。これらの各状況において，あなたがどの程度飲酒の衝動に駆られてしまうのかを知りたいと思います。各項目の1から5段階のうち，**現在**あなたがそれぞれの状況において**飲酒の衝動**を感じる強さに○をつけてください。

| 状況 | 全く感じない | あまり感じない | まあまあ感じる | とても感じる | 非常に感じる |
|---|---|---|---|---|---|
| 1. アルコール使用を止めたこと，あるいは離脱のために極度の苦しみを味わっているとき | 1 | 2 | 3 | 4 | 5 |
| 2. 頭痛がするとき | 1 | 2 | 3 | 4 | 5 |
| 3. うつになっているとき | 1 | 2 | 3 | 4 | 5 |
| 4. 休暇中でリラックスしたいとき | 1 | 2 | 3 | 4 | 5 |
| 5. 誰かのことを案じているとき | 1 | 2 | 3 | 4 | 5 |
| 6. とても心配なとき | 1 | 2 | 3 | 4 | 5 |
| 7. 1回だけ飲んでみたらどうなるか知りたいという衝動に駆られるとき | 1 | 2 | 3 | 4 | 5 |
| 8. 社交場面で酒を勧められたとき | 1 | 2 | 3 | 4 | 5 |
| 9. 酒を飲む夢を見るとき | 1 | 2 | 3 | 4 | 5 |
| 10. 飲酒に打ち勝つ意志力を試してみたいとき | 1 | 2 | 3 | 4 | 5 |
| 11. アルコールを体が求める，あるいは渇望を感じるとき | 1 | 2 | 3 | 4 | 5 |
| 12. 体が疲れているとき | 1 | 2 | 3 | 4 | 5 |
| 13. 体になにか痛みや怪我を経験しているとき | 1 | 2 | 3 | 4 | 5 |
| 14. 欲求不満が爆発しそうなとき | 1 | 2 | 3 | 4 | 5 |
| 15. 他の人がバーやパーティーで飲んでいるのを見るとき | 1 | 2 | 3 | 4 | 5 |
| 16. 自分にとって何もかもが間違った方向に向かっていると感じるとき | 1 | 2 | 3 | 4 | 5 |
| 17. かつて一緒に飲んでいた人たちから酒を飲むよう促されたとき | 1 | 2 | 3 | 4 | 5 |
| 18. 心のなかで怒りを感じているとき | 1 | 2 | 3 | 4 | 5 |
| 19. 不意に襲ってくる飲酒の衝動や欲求を経験するとき | 1 | 2 | 3 | 4 | 5 |
| 20. 他の人と興奮したりはしゃいだりしているとき | 1 | 2 | 3 | 4 | 5 |

このページは臨床での個人使用であれば，購入者は複写可能。
From: S. A. Maisto, G. J. Connors, & R. L. Dearing: Alcohol Use Disorders ©2007 Hogrefe & Huber Publishers

もうひとつ別の20の状況を見てもらい，今度はこれらの状況において，あなたがどの程度飲酒を止めることができるという**自信**があるか考えてみてください。各項目の1から5段階のうち，現在あなたがそれぞれの状況において**飲酒を止めることができる自信**の強さに○をつけてください。

| 状況 | 自信の強さ | | | | |
|---|---|---|---|---|---|
| | 全くない | あまりない | まあまあある | とてもある | 非常にある |
| 1. アルコール使用を止めたこと，あるいは離脱のために極度の苦しみを味わっているとき | 1 | 2 | 3 | 4 | 5 |
| 2. 頭痛がするとき | 1 | 2 | 3 | 4 | 5 |
| 3. うつになっているとき | 1 | 2 | 3 | 4 | 5 |
| 4. 休暇中でリラックスしたいとき | 1 | 2 | 3 | 4 | 5 |
| 5. 誰かのことを案じているとき | 1 | 2 | 3 | 4 | 5 |
| 6. とても心配なとき | 1 | 2 | 3 | 4 | 5 |
| 7. 1回だけ飲んでみたらどうなるか知りたいという衝動に駆られるとき | 1 | 2 | 3 | 4 | 5 |
| 8. 社交場面で酒を勧められたとき | 1 | 2 | 3 | 4 | 5 |
| 9. 酒を飲む夢を見るとき | 1 | 2 | 3 | 4 | 5 |
| 10. 飲酒に打ち勝つ意志力を試してみたいとき | 1 | 2 | 3 | 4 | 5 |
| 11. アルコールを体が求める，あるいは渇望を感じるとき | 1 | 2 | 3 | 4 | 5 |
| 12. 体が疲れているとき | 1 | 2 | 3 | 4 | 5 |
| 13. 体になにか痛みや怪我を経験しているとき | 1 | 2 | 3 | 4 | 5 |
| 14. 欲求不満が爆発しそうなとき | 1 | 2 | 3 | 4 | 5 |
| 15. 他の人がバーやパーティーで飲んでいるのを見るとき | 1 | 2 | 3 | 4 | 5 |
| 16. 自分にとって何もかもが間違った方向に向かっていると感じるとき | 1 | 2 | 3 | 4 | 5 |
| 17. かつて一緒に飲んでいた人たちから酒を飲むよう促されたとき | 1 | 2 | 3 | 4 | 5 |
| 18. 心のなかで怒りを感じているとき | 1 | 2 | 3 | 4 | 5 |
| 19. 不意に襲ってくる飲酒の衝動や欲求を経験するとき | 1 | 2 | 3 | 4 | 5 |
| 20. 他の人と興奮したりはしゃいだりしているとき | 1 | 2 | 3 | 4 | 5 |

---

このページは臨床での個人使用であれば，購入者は複写可能。
From: S. A. Maisto, G. J. Connors, & R. L. Dearing: Alcohol Use Disorders ©2007 Hogrefe & Huber Publishers

## 毎日の飲酒日記

　この書式は，あなたがいつ，どこで，そして正確に飲んだ量をたどるために用います。飲酒したそれぞれの時間をべつべつに記入します。例えば，あなたがバーで飲んだ後に帰宅してからも飲んだとすると，これらを2つに分けて記載してください。結果の欄には，飲酒したことによる良い結果も悪い結果も両方書いてください。またこの欄にはその時のあなたの考えや気分も書き留めておいてもかまいません。治療者とのセッションには必ず毎日の飲酒日記を持っていってください。

| 日付と時刻 | 状況<br>（例えば，どこで，誰と，その時の考え，気分など） | 飲酒した量<br>（飲んだ酒の種類と標準飲酒単位の数） | 結果<br>（例えば，良い結果または悪い結果，その時の考え，気分など） |
|---|---|---|---|
| | | | |
| | | | |
| | | | |
| | | | |
| | | | |
| | | | |
| | | | |

このページは臨床での個人使用であれば，購入者は複写可能。
From: S. A. Maisto, G. J. Connors, & R. L. Dearing: Alcohol Use Disorders ©2007 Hogrefe & Huber Publishers

## 飲酒行動の機能分析のためのワークシート

| 先行刺激<br>(その前後はどんな状況だった？ どこにいたか？ 誰がそこにいたか？ 何月何日の何時のことか？ あなたはどう感じていたか？何を考えていたか？) | 飲酒行動<br>(何をどれだけ飲んだか？ どれくらいの時間飲んでいたか？) | 影響<br>(良い影響，および／あるいは，悪い影響。これには，あなたの行動，思考，気分，感情，他人との関係などが含まれる) | |
|---|---|---|---|
| | | 短期的な影響 | 長期的な影響 |
| | | | |

# アルコール使用障害質問票（Alcohol Use Disorders Identification Test: AUDIT）

1. あなたはアルコール含有飲料をどのくらいの頻度で飲みますか？
   のまない　　1カ月に　　1カ月に　　1週に　　1週に
   　　　　　　1回以下　　2〜4回　　2〜3回　　4回以上

2. 飲酒のときに通常どのくらいの量を飲みますか？　ただし，日本酒1合＝2単位，ビール大瓶1本＝2.5単位，ウイスキー水割りダブル1杯＝2単位，焼酎お湯割り1杯＝1単位，ワイングラス1杯＝1.5単位，梅酒小コップ1杯＝1単位
   1〜2単位　　3〜4単位　　5〜6単位　　7〜9単位　　10単位以上

3. 1回に6単位以上飲酒することがどのくらいの頻度でありますか？
   ない　　1カ月に　　1カ月に　　1週に1回　　毎日あるいは
   　　　　1回未満　　1回　　　　　　　　　　ほとんど毎日

4. 過去1年間に，飲み始めると止められなかったことが，どのくらいの頻度でありましたか？
   ない　　1カ月に　　1カ月に1回　　1週に1回　　毎日あるいは
   　　　　1回未満　　　　　　　　　　　　　　　ほとんど毎日

5. 過去1年間に，普通だと行えることを飲酒していたためにできなかったことが，どのくらいの頻度でありましたか？
   ない　　1カ月に　　1カ月に1回　　1週に1回　　毎日あるいは
   　　　　1回未満　　　　　　　　　　　　　　　ほとんど毎日

6. 過去1年間に，体調を整えるために，深酒後の朝迎え酒をせねばならなかったことが，どのくらいの頻度でありましたか？
   ない　　1カ月に　　1カ月に1回　　1週に1回　　毎日あるいは
   　　　　1回未満　　　　　　　　　　　　　　　ほとんど毎日

7. 過去1年間に，飲酒後罪悪感や自責の念にかられたことが，どのくらいの頻度でありましたか？
   ない　　1カ月に　　1カ月に1回　　1週に1回　　毎日あるいは
   　　　　1回未満　　　　　　　　　　　　　　　ほとんど毎日

8. 過去1年間に，飲酒した前の晩のことを思い出せないことはどのくらいの頻度でありましたか？
   ない　　1カ月に　　1カ月に1回　　1週に1回　　毎日あるいは
   　　　　1回未満　　　　　　　　　　　　　　　ほとんど毎日

9. あなたの飲酒のせいで，あなた自身かほかの誰かがけがをしたことがありますか？
   ない　　あるが，過去　　過去1年間に
   　　　　1年にはなし　　あり

10. 肉親や親戚，友人，医師，あるいはほかの健康管理にたずさわる人が，あなたの飲酒について心配したり，飲酒量を減らすように勧めたりしたことがありますか？
    ない　　あるが，過去　　過去1年間に
    　　　　1年にはなし　　あり

---

このページは臨床での個人使用であれば，購入者は複写可能。
From: S. A. Maisto, G. J. Connors, & R. L. Dearing: Alcohol Use Disorders ©2007 Hogrefe & Huber Publishers

## 過去1カ月間のアルコール使用（女性）

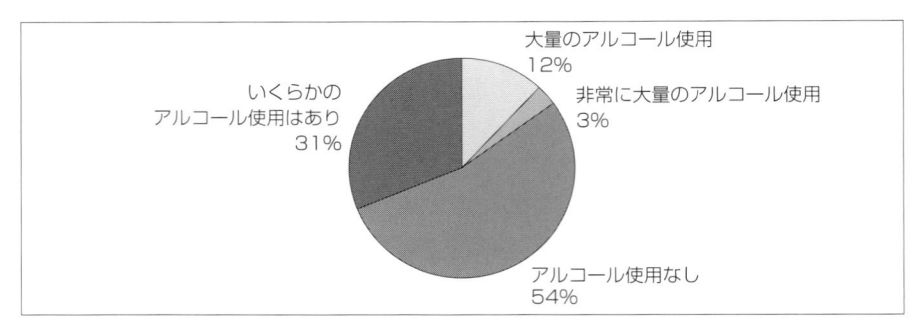

- 大量のアルコール使用 12%
- 非常に大量のアルコール使用 3%
- アルコール使用なし 54%
- いくらかのアルコール使用はあり 31%

- **アルコール使用なし**＝過去30日間で1単位以下を飲酒したことが1回
- **いくらかのアルコール使用はあり**＝過去30日間で1単位以上飲酒したことが1回
- **大量のアルコール使用**＝過去30日間で5単位以上飲酒したことが少なくとも1回
- **非常に大量のアルコール使用**＝過去30日間で5単位以上飲酒した日が5日以上（これに該当する者は大量アルコール使用者のカテゴリーにも入る）

## 過去1カ月間のアルコール使用（男性）

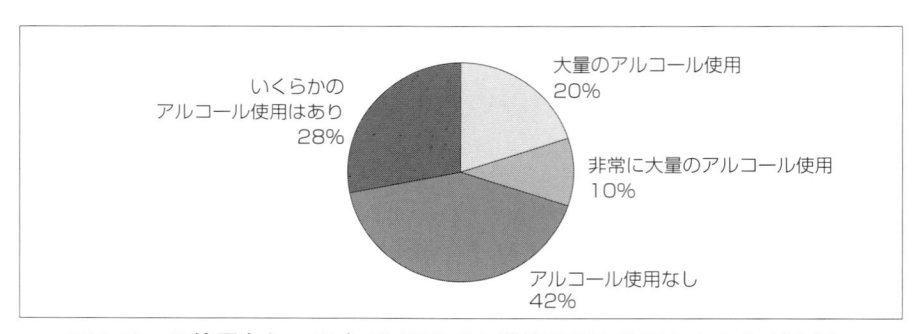

- 大量のアルコール使用 20%
- 非常に大量のアルコール使用 10%
- アルコール使用なし 42%
- いくらかのアルコール使用はあり 28%

- **アルコール使用なし**＝過去30日間で1単位以下を飲酒したことが1回
- **いくらかのアルコール使用はあり**＝過去30日間で1単位以上飲酒したことが1回
- **大量のアルコール使用**＝過去30日間で5単位以上飲酒したことが少なくとも1回
- **非常に大量のアルコール使用**＝過去30日間で5単位以上飲酒した日が5日以上（これに該当する者は大量アルコール使用者のカテゴリーにも入る）

2005年薬物使用と健康に関する国民調査（薬物乱用・精神衛生管理庁，2005）

## 飲酒のハイリスク状況の特定と対処法

　この用紙の左側に，あなたが飲酒してしまう潜在的にハイリスクと考えられる状況を挙げてください。ハイリスク状況は，過去の飲酒に関連した出来事，考え，状況，場所，人物などであり，これらは将来の飲酒リスクを表しています。次に右側には，こういったハイリスク状況の一つ一つに直面した時に使える対処法を挙げてください。

　　　　　　　　ハイリスク状況　　　　　　　　　　対処法

1. _____　　_____
　　_____　　_____
　　　　　　　　　　　　　　　　　　_____
　　　　　　　　　　　　　　　　　　_____

2. _____　　_____
　　_____　　_____
　　　　　　　　　　　　　　　　　　_____
　　　　　　　　　　　　　　　　　　_____

3. _____　　_____
　　_____　　_____
　　　　　　　　　　　　　　　　　　_____
　　　　　　　　　　　　　　　　　　_____

4. _____　　_____
　　_____　　_____
　　　　　　　　　　　　　　　　　　_____
　　　　　　　　　　　　　　　　　　_____

5. _____　　_____
　　_____　　_____
　　　　　　　　　　　　　　　　　　_____
　　　　　　　　　　　　　　　　　　_____

6. _____　　_____
　　_____　　_____
　　　　　　　　　　　　　　　　　　_____
　　　　　　　　　　　　　　　　　　_____

このページは臨床での個人使用であれば，購入者は複写可能。
From: S. A. Maisto, G. J. Connors, & R. L. Dearing: Alcohol Use Disorders ©2007 Hogrefe & Huber Publishers

## 再発が起きたらどうするべきか

1. 再発を学習の機会とすること。

2. 再発をめったにない特別な出来事とすること。

3. 再発に伴う罪悪感や恥ずかしさを和らげるため，再発を隠さず明らかにしていくこと（罪悪感や恥ずかしさは，希望を失わせたり，飲酒を継続させたりする可能性がある）。

4. 再発の引き金を分析すること。

5. その時，飲酒に何を期待したのかを分析すること（その状況で飲酒することで何が手に入ると期待していたのか？）。

6. 再発による影響またはその結果への対処を計画すること。

7. コントロールを一瞬失っていただけだと自分自身に言うこと。

8. 断酒（または場合によっては節酒）について再契約すること。

9. すぐに回復のための計画を立てること――ためらわずに今すぐに！

10. カウンセラーに連絡し，次のセッションでスリップについて話し合うこと。

## 監訳者あとがき

　本書によれば，全世界にはおよそ20億人の飲酒人口がおり，そのうちの7,630万人（3.8％）が「アルコール使用障害」と診断され，問題飲酒と関連した社会的費用は世界中で相当な額にのぼるということです。
　一方，わが国では約6,000万人の飲酒人口がいると推定されており，そのうちアルコール依存症が81万人，アルコールの有害使用すなわち大量飲酒もしくは問題飲酒人口が214万人（ともに平成16年度厚生労働科学研究「成人の飲酒実態と関連問題の予防に関する研究」より）いるといわれ，国民医療費の7％近くが飲酒に関連したものであると推定されるほど，アルコール関連問題は大きな社会問題となっています。
　アルコールという薬物がもたらす悪影響は，心身にさまざまな障害を来し，さらには，家庭や職場における心理的・社会的な「アルコール関連問題」を抱えることになります。例えば，配偶者のアルコール乱用・依存，子どもの不登校・非行など，家族のアルコール関連問題も深刻です。さらには飲酒に関連した事故による被害，離婚や失職など，影響は地域社会のアルコール関連問題にまで及んでいます。
　このようなアルコール関連問題の広がりに対して，さまざまな領域からの専門家および非専門家によるアプローチが求められ，必然的に治療的アプローチも心理・精神療法のみならず薬物療法や社会福祉資源の活用・サポートといった多次元にわたって考慮される必要があります。
　本書は，Syracuse大学の心理学教授であるStepen A. Maisto先生らによって執筆されたアルコール使用障害に関する実践的なテキストです。アルコール使用障害を診る機会のある臨床医家にとって進歩的かつ有用な介入方法が数多く紹介されています。
　まずはアルコール使用障害についての分類や定義といった概論から始まり，ついで理論とモデル，さらに診断，そして治療へとテーマが展開され，それぞれがエビデンスに基づいた内容となっています。そして，すべての臨床医家にとって"痒いところに手が届く"ようなコンテンツが実に丁寧にわかりやすく解説されています。例えば，「患者の紹介について」という項目からは，職種だけでなく臨床経験も含めて，いかに本書が幅広い臨床医家を対象としているかが伺えます。また，具体的な患者とのやりとりを記した「臨床スケッチ」や，すぐに臨床現場で使用できる10種類の質問紙や記録表などの巻末付録も魅力となっています。
　翻訳は，京都府立医科大学大学院医学研究科精神機能病態学の医師の他に，和楽会なごやメンタルクリニック心理士の正木美奈先生にご協力いただきました。また，多大なるご支援をいただいた金剛出版の弓手正樹氏をはじめとする出版部の方々にも，この場を借りて厚謝いたします。

最後に，読者による本書の実践を通じて，わが国におけるアルコール使用障害の患者やそのご家族が一人でも多く救われることになればまさに望外の喜びです。

2013 年 3 月 12 日
福居顯二

## 著者紹介

### スティーヴン・A・メイスト（Stepen A. Maisto, PhD, ABPP（臨床心理学））

シラキュース大学の心理学教授。総合医療を行うVAセンターの研究ディレクター。1975年にウィスコンシン・ミルウォーキー大学で実験心理学でPhDを取得し，1985年にバンダービルト大学ジョージ・ピーボディカレッジで臨床心理学の学位取得後再専門教育を終えた。Maisto博士の研究および臨床における関心事には，アルコールや他の薬物使用障害の評価や治療，HIVの予防，一次医療環境における保健行動の統合などが含まれる。Maisto博士は数多くの論文，本の章や本の著者あるいは共著者である。

### ジェラード・J・コナーズ（Gerard J. Connors, PhD, ABPP）

ニューヨーク州立大学バッファロー校の依存研究所のディレクター，上級研究員。1980年にバンダービルト大学から臨床心理学の博士学位を授与された。Connors博士の研究における関心事には，アルコール使用障害の治療，再発予防，自助グループへの参加，大量飲酒者への早期介入，治療評価などが含まれる。米国心理学協会（臨床心理と依存の部門）の一員である。Connors博士は数多くの科学論文や本，本の章の著者あるいは共著者である。

### ロンダ・L・ディアリング（Ronda L. Dearing, PhD）

ニューヨーク州立大学バッファロー校の依存研究所研究員。2001年にジョージ・メイソン大学で臨床心理学で学位を取得。Dearing博士の研究における関心事には，アルコールや物質乱用者の援助要請，物質乱用の治療アプローチ，恥と罪が行動や健康に及ぼす影響などが含まれる。Shame and Guilt（2002）の共著者であり，いくつかの科学論文や章の著者あるいは共著者である。

## 監修者紹介

**貝谷久宣（かいや・ひさのぶ）**

1943年　名古屋生まれ。名古屋市立大学医学卒業。マックス・プランク精神医学研究所ミュンヘン留学。岐阜大学医学部神経精神医学教室助教授。自衛隊中央病院神経科部長。現医療法人和楽会理事長。NPO法人不安・抑うつ臨床研究会代表。NPO法人東京認知行動療法アカデミー事務局長。京都府立医科大学客員教授。第3回日本認知療法学会会長。第1回日本不安障害学会会長。

　主著：『パニック障害』（不安・抑うつ臨床研究会編，日本評論社），『不安障害の認知行動療法』（共編，日本評論社），『社交不安障害』（編著，新興医学出版社），『気まぐれ「うつ」病―誤解される非定型うつ病』（単著，筑摩書房），『不安恐怖症のこころ模様―パニック障害患者の心性と人間像』（講談社こころライブラリー，2008）

**久保木富房（くぼき・とみふさ）**

東京大学名誉教授，医療法人秀峰会　心療内科病院　楽山　名誉院長

1969年　東京大学医学部保健学科卒。1973年　東京大学医学部医学科卒。1996年　東京大学教授（医学部附属病院，心療内科）。2005年　早稲田大学　先端科学・健康医療融合研究機構　客員教授，東京大学名誉教授，医療法人秀峰会楽山　病院長。2008年　医療法人秀峰会　心療内科病院　楽山　名誉院長，現在に至る。日本不安障害学会理事長，日本ストレス学会理事，日本うつ病学会理事など。NPO法人東京認知行動療法アカデミー学院長

　主著：『不安症の時代』（不安・抑うつ臨床研究会編，日本評論社），『抗不安薬の選び方と使い方』（共著，新興医学出版社），『心療内科』（共編，星和書店）他多数

**丹野義彦（たんの・よしひこ）**

1978年，東京大学文学部心理学科卒業。1985年，群馬大学大学院医学系研究科修了。現在，東京大学大学院総合文化研究科教授。NPO法人東京認知行動療法アカデミー教務主任理事

　主著：『認知行動アプローチと臨床心理学』（単著，金剛出版，2006），『臨床認知心理学』（共編，東京大学出版会），『うつ病・パーソナリティ障害・不安障害・自閉症への対応』（共編，金子書房），『PTSD・強迫性障害・統合失調症・妄想への対応』（共編，金子書房），『認知療法・認知行動療法事例検討ワークショップ』（共著，星和書店），『臨床と性格の心理学』（共著，岩波書店），『認知行動療法100のポイント』（監訳，金剛出版）他多数。

## 監訳者紹介

**福居顯二（ふくい・けんじ）**
京都府立医科大学大学院医学研究科精神機能病態学教授，京都府立医科大学卒。精神科医，博士（医学）。京都府立医科大学精神医学教室助手・講師を経て1996年より教授。2003年より大学院改組により現職。日本アルコール・薬物医学会理事長（2007-2009），日本精神神経学会代議員，日本生物学的精神医学会評議員，日本摂食障害学会理事，日本サイコオンコロジー学会理事，日本老年精神医学会評議員，日本認知療法学会監事他。
　主著：『薬物依存と脳障害』（分担執筆，学会出版センター），『臨床精神医学講座8．薬物・アルコール関連障害』（分担執筆，中山書店），『脳とこころのプライマリケア8．依存』（編著，シナジー），『専門医のための精神科臨床リュミエール26．依存症・衝動制御障害の治療』（編著，中山書店）他多数。

**土田英人（つちだ・ひでと）**
京都府立医科大学／京都府立医科大学大学院　講師，東北大学医学部卒。精神科医，博士（医学）。京都府立医科大学精神医学教室助手，明石市立市民病院心療内科医長を経て，2009年より現職。2010年から京都府健康管理医（精神保健担当）を経て，2012年より再び現職。日本アルコール精神医学会評議員，日本認知療法学会評議員，日本不安障害学会評議員，日本生物学的精神医学会評議員他。日本精神神経学会専門医，日本臨床精神神経薬理学会専門医。
　主著：「嗜癖行動の神経生物学的基盤」（『脳とこころのプライマリ・ケア8．依存』，分担執筆，シナジー），「衝動性の神経生物学」（『専門医のための精神科臨床リュミエール26．依存症・衝動制御障害の治療』，分担執筆，中山書店），「薬物依存」（『カラー版内科学』，分担執筆，西村書店）。

## 訳者紹介

**土田英人**
（同上）

**廣澤六映（ひろさわ・りくえい）**
（京都府立医科大学）

**正木美奈（まさき・みな）**
（医療法人和楽会なごやメンタルクリニック）

**西村伊三男（にしむら・いさお）**
（京都府立医科大学）

---

エビデンス・ベイスト
**心理療法** シリーズ
Advances in Psychotherapy　Evidence-Based Practice
❼ アルコール使用障害

2013年3月30日　印刷
2013年4月10日　発行

著　者　S・A・メイスト，G・J・コナーズ，R・L・ディアリング
監修者　貝谷久宣，久保木富房，丹野義彦
監訳者　福居顯二，土田英人
発行者　立石正信

印刷／平河工業社　製本／誠製本

発行所　株式会社金剛出版
〒112-0005　東京都文京区水道1-5-16
電話 03-3815-6661　振替 00120-6-34848

ISBN978-4-7724-1307-7 C3011　　Printed in Japan©2013

http://kongoshuppan.co.jp/

## エビデンス・ベイスト 心理療法 シリーズ
### Advances in Psychotherapy Evidence-Based Practice

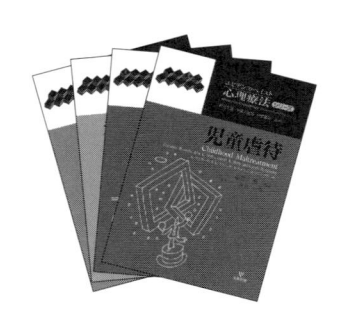

貝谷久宣,久保木富房,丹野義彦 監修

アメリカ心理学会（APA）の粋を結集した疾患別臨床マニュアル！
全9巻　B5判並製　平均120頁　各巻定価2,520円　全巻予約受付中！

### エビデンス・ベイスト心理療法シリーズ 1 双極性障害
貝谷久宣，久保木富房，丹野義彦監修／R・P・レイサー他著／岡本泰昌監訳　双極性障害の治療において，簡便で日常臨床に応用可能なエビデンスに基づく統合的なアプローチを紹介する。　2,520円

### エビデンス・ベイスト心理療法シリーズ 3 児童虐待
貝谷久宣，久保木富房，丹野義彦監修／C・ウィカール他著／福井　至監訳　児童虐待に関する最新の研究成果と，心理的なケアが必要な被虐待児への，エビデンスに基づく治療法を解説する。　2,520円

### エビデンス・ベイスト心理療法シリーズ 8 社交不安障害
貝谷久宣，久保木富房，丹野義彦監修／M・M・アントニー他著／鈴木伸一監訳　社交不安障害の診断，アセスメント，治療からフォローアップ，症例紹介までをコンパクトに紹介する。　2,520円

### エビデンス・ベイスト心理療法シリーズ 9 摂食障害
貝谷久宣，久保木富房，丹野義彦監修／S・W・トイズ他著／切池信夫監訳　摂食障害の疫学，診断，アセスメントから，認知行動療法を中心としたエビデンスに基づく治療法を提示する。　2,520円

以下続巻　②強迫性障害　④統合失調症　⑤ADHD　⑥ギャンブル依存

---

### CRAFT 依存症患者への治療動機づけ
J・スミス，R・メイヤーズ著／境　泉洋，原井宏明，杉山雅彦監訳　現在最も強力な依存症治療プログラムとして米国において広く普及している"CRAFT"の全貌を公開！　3,990円

### アルコール・薬物依存臨床ガイド
P・エンメルカンプ，E・ヴェーデル著／小林桜児，松本俊彦訳　依存症患者を治療へといかに動機づけ治療につなぎとめていくか，というエビデンスに裏打ちされた方法論が数多く提示される。　5,040円

### 嘔吐恐怖症
貝谷久宣監修／野呂浩史編　嘔吐恐怖症のメカニズムを正しく理解し，併存症状を正確に見極める「診断」から，クライエント・ニーズ主体の効果的な「治療」へつなげる。　4,410円

### 薬物・アルコール依存症からの回復支援ワークブック
松本俊彦，小林桜児，今村扶美著　国外で有効性が確認された認知行動療法にもとづく薬物・アルコール依存症からの回復プログラムを使いやすいワークブックとして刊行。　2,520円

### 解離性障害とアルコール・薬物依存症を理解するためのセルフ・ワークブック
S・A・ウィンター著／小林桜児，松本俊彦訳　治療困難な〈重複障害〉患者を援助するためのガイドブック。　2,520円

### 対人援助職のための 認知・行動療法
原井宏明著　脱・マニュアルを目指すための"実践認知行動療法"！　有効な心理療法として注目される認知行動療法を，実際の臨床現場に適用するための画期的な臨床指導書。　3,675円

---

Ψ 金剛出版　〒112-0005　東京都文京区水道1-5-16　＊価格は税込（5％）です
Tel. 03-3815-6661　Fax. 03-3818-6848　e-mail　kongo@kongoshuppan.co.jp